视神经脊髓炎 100 问

樊永平　主编

U0335492

全国百佳图书出版单位
中国中医药出版社
·北 京·

图书在版编目（CIP）数据

视神经脊髓炎100问／樊永平主编．—北京：
中国中医药出版社，2022.11
ISBN 978-7-5132-7811-9

Ⅰ．①视…　Ⅱ．①樊…　Ⅲ．①视神经炎—脊髓炎—问题
解答　Ⅳ．①R744.5-44

中国版本图书馆CIP数据核字（2022）第167408号

中国中医药出版社出版

北京经济技术开发区科创十三街31号院二区8号楼
邮政编码　100176
传真　010-64405721
三河市同力彩印有限公司印刷
各地新华书店经销

开本710×1000　1/16　印张6.75　字数121千字
2022年11月第1版　2022年11月第1次印刷
书号　ISBN 978-7-5132-7811-9

定价　39.00元
网址　www.cptcm.com

服务热线　010-64405510
购书热线　010-89535836
维权打假　010-64405753

微信服务号　zgzyycbs
微商城网址　https://kdt.im/LIdUGr
官方微博　http://e.weibo.com/cptcm
天猫旗舰店网址　https://zgzyycbs.tmall.com

如有印装质量问题请与本社出版部调换（010-64405510）
版权专有　侵权必究

《视神经脊髓炎 100 问》编委会

主　编　　樊永平

参　编　　杨　涛　　仝延萍　　康越之
　　　　　王静文　　赵天佑　　李　珊
　　　　　关瑞熙　　李　娜　　王　昕
　　　　　康　琦　　朱甜甜　　吴明慧

前　言

自 2009 年《多发性硬化 100 问》出版，现已经 12 年过去了。12 年中，多发性硬化被越来越多的人认识，如果这本小册子在其中起到了一点作用，特别是为多发性硬化患者查阅相关知识带来点方便，作为编者就心满意足了。

12 年中，我们举办了 12 届多发性硬化医患联谊百合之家活动（2008年开始，2020 年因为疫情，改为线上活动），得到了广大患者的积极响应和大力支持。他们在家人的搀扶下，克服种种困难参与活动，听医生分享前沿知识，听病友讲述治病的心得，患者与医生拉起手来，形成了一条医患联系的纽带，为患者树立了生活、学习、工作的信心。我们的中西医结合多发性硬化联合门诊从摸索到不断成熟，为今天拥有的局面奠定了基础。

12 年中，人们对多发性硬化的认识不断深入，诊断治疗位点不断前移，新药不断出现，国家医保开始为患者支付费用。在关注多发性硬化的同时，我们并没有忘记视神经脊髓炎，这两个昔日的"姐妹病"，症状相似，都是自身免疫性疾病，曾经有人将视神经脊髓炎作为多发性硬化的亚型，但随着水通道蛋白 4 的发现，其诊断变得容易简捷，真正摆脱了多发性硬化的纠缠。现在我们更多地将其诊断为视神经脊髓炎谱系病，它包括传统的视神经脊髓炎。

视神经脊髓炎是不同于多发性硬化的脱髓鞘病，人们对其认识还没有

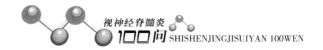

多发性硬化那么深刻，应对的经验还不丰富。从某种意义上讲，视神经脊髓炎更狡猾，对机体的伤害更多、更深。今天的《视神经脊髓炎 100 问》，就是在我们临床和研究工作的基础上（参考文献均为我们团队的工作总结），汇总了患者常常提到的 100 个问题编撰成书，也是为了与《多发性硬化 100 问》相呼应。借助回答这些问题，我们也对视神经脊髓炎相关的中西医知识进行科普。鉴于编者知识和能力所限，书中错误和不足一定不少，希望专家和患者朋友加以斧正，也希望在以后的临床和研究中不断地补充和完善。

　　感谢参与本书编写工作的我们团队的每一个成员，是你们用爱心、热心，传递着我们对患者的点滴关爱。感谢首都医科大学王蕾教授的研究团队，正因为有了他们的无私奉献和合作，才有我们学科今天的进步（本书后面的参考文献就体现了我们之间的合作研究）！更感谢我的同事、神经感染免疫专家张星虎教授的指导，没有张教授的帮助，就没有今天的《视神经脊髓炎 100 问》。

樊永平

2022 年 5 月

目　　录

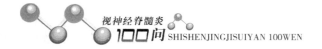

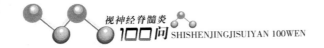

目 录

► 1. 什么是视神经脊髓炎及视神经脊髓炎谱系病

视神经脊髓炎（neuromyelitis optica，NMO）是视神经与脊髓同时或相继受累的急性或者亚急性脱髓鞘病变。该病由 Devic（1894）首次描述，其临床特征为急性或亚急性起病的单眼或双眼失明，在其前后数日或数周伴发横贯性或上升性脊髓炎。后来本病被称为 Devic 病或 Devic 综合征，并一直沿用至今。

视神经脊髓炎谱系病（neuromyelitis optica spectrum disease，NMOSD）是一种与血清水通道蛋白 4 抗体（AQP4-IgG）相关的中枢神经系统自身免疫性疾病。2006 年，美国梅奥医院 Lenon 医师发现血清水通道蛋白 4 抗体；2015 年，将反复球后视神经炎、长节段脊髓炎等水通道阳性者，归入 NMOSD。

随着人们对 NMO 和 NMOSD 认识的不断深入，国际视神经脊髓炎诊断小组于 2015 年 7 月发表了《NMOSD 诊断标准国际专家共识》，将 NMO 相关疾病统称为 NMOSD。2018 年 5 月 11 日，国家卫生健康委员会等 5 个部门联合制定了《第一批罕见病目录》，视神经脊髓炎、多发性硬化被收录其中。

► 2. 视神经脊髓炎谱系病的诊断标准（2015 年）是什么

（1）成人诊断标准

1）核心症状

①视神经炎：可为单眼、双眼同时或相继发病。本病多起病急，进展迅速；视力多显著下降，甚至失明；多伴有眼痛，也可发生严重视野缺损。部分病例治疗效果不佳，残余视力<0.1。

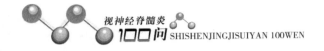

②急性脊髓炎：多起病急，症状重。本病急性期多表现为严重的截瘫或四肢瘫，尿、便障碍，脊髓损害平面常伴有根性疼痛；高颈髓病变严重者，可累及呼吸肌，导致呼吸衰竭。恢复期较易发生阵发性痛性或非痛性痉挛、长期瘙痒、顽固性疼痛等症。

③最后区综合征：其他原因不能解释的顽固性呃逆、恶心、呕吐。

④急性脑干综合征：头晕、恶心、共济失调等，部分病变无明显症状。

⑤急性间脑临床综合征：嗜睡、发作性睡病样表现，低钠血症，体温调节异常，部分患者无明显临床表现。MRI 有典型的 NMOSD 间脑病灶。

⑥有症状的大脑综合征：意识水平下降，认知语言功能障碍，MRI 有典型的 NMOSD 大脑症状。

2）血清水通道蛋白4免疫球蛋白 G 抗体（AQP4-IgG）阳性的诊断标准

①至少 1 项临床核心症状。

②可靠方法检测 AQP4-IgG 阳性（推荐细胞水平检测）。

③排除其他诊断。

3）AQP4-IgG 阴性或未检测 AQP4-IgG 的诊断标准

①至少有 2 个核心症状，且符合以下至少 1 项条件：a. 至少一个包括视神经炎、急性长节段横贯性脊髓炎或者最后区综合征的核心症状；b. 空间多发（2 个或以上的核心症状）；c. 满足附加的 MRI 诊断标准。

②应用最佳方法检测 AQP4-IgG 阴性或未检测 AQP4-IgG。

③排除其他诊断。

4）AQP4-IgG 阴性或未检测 AQP4-IgG 的 MRI 改变（图1、图2、图3）

①急性视神经炎：脑部正常或非特异性脑白质病变，或视神经 T2 高信号病灶或 T1 增强病灶长度大于视神经 1/2 或包括视交叉。

②急性脊髓炎：脊髓内病灶连续 3 个椎体节段以上，即纵向延伸横贯性脊髓炎（LETM）；或有急性脊髓炎病史，患者的 3 个相邻节段中有局部

脊髓萎缩。

③最后区综合征：延髓背部或后部损伤。

④急性脑干综合征：脑室管膜周围的脑干损害。

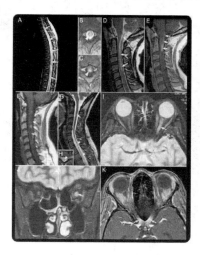

A　LETM累及大部分胸髓
B、C　脊髓中央损害好发
D、E　颈髓病变可累及延髓
F　Gd增强环形强化
G、H　慢性脊髓炎脊髓萎缩
I、J　左侧视神经后部损害
K　Gd增强视交叉强化

图 1　NMOSD 脊髓和视神经改变

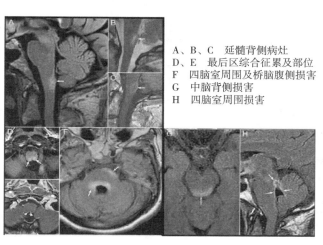

A、B、C　延髓背侧病灶
D、E　最后区综合征累及部位
F　四脑室周围及桥脑腹侧损害
G　中脑背侧损害
H　四脑室周围损害

图 2　NMOSD 延髓背侧、最后区及其他脑干受损的 MRI 表现

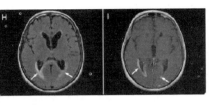

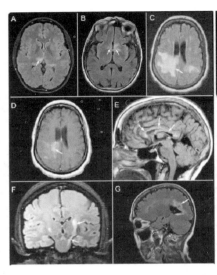

A、B　丘脑及下丘脑损害
C、D　广泛的皮质下白质损害及强化
E　　沿胼胝体长轴的慢性线样损害
F　　沿大脑脚、桥脑皮质脊髓束纵向损害
G、H、I　急性室管膜周大脑白质损害及强化

图 3　NMOSD 间脑和大脑损害的 MRI 改变

（2）儿童诊断标准

1）儿童 NMOSD 特点（不适用成人诊断标准）

①女：男 = 3：1（成人 9：1）

②单相病程比例更大。

③单相型患儿 AQP4-IgG 检出率低。

④急性播散性脑脊髓炎（ADEM）患儿常有 LETM。因此，LETM 在儿童诊断中的特异性降低。

⑤诊断儿童 NMOSD 时，需谨慎，应长期随访，必要时复查 AQP4-IgG。

2）NMOSD 特殊类型

①单时相 NMOSD：5%～10% 的患者为单时相 NMOSD。

目前无确切定义，建议首次发作≥无临床复发时可以考虑。

尚无确切指标区分单时相和复发型 NMOSD，但 AQP4-IgG 阳性者的复发率高。AQP4-IgG 阳性者，即使临床上长期无复发，但因存在不确定复发风险，仍建议采取预防复发治疗。

②合并系统性自身免疫疾病：如系统性红斑狼疮（SLE）、干燥综合征（SS）、系统性硬化、重症肌无力（MG）等，有助于 NMOSD 的诊断。

▶ 3. 视神经脊髓炎谱系病的可能病因是什么

（1）感染性疾病：可以引起视神经脊髓炎，特别是衰弱及营养不良的患者更易发生。例如腮腺炎、水痘、流感等病毒感染后，可引起视神经脊髓炎；伤寒、传染性单核细胞增多症、急性播散性脑脊髓炎、脑膜炎、带状疱疹、Guillain-Barre 综合征（吉兰-巴雷综合征）、扁桃腺炎和龋齿等也可引起视神经脊髓炎。

由于视神经与后组鼻窦紧密相邻，并且某些鼻窦的骨壁极为菲薄，因此以往曾认为后组鼻窦的炎症（如蝶窦、后组筛窦）可引起视神经脊髓炎。部分患者经鼻窦手术等治疗后，似乎视神经脊髓炎症也随之痊愈。然而，根据多年来的大量病例追踪观察，发现许多原来诊断由鼻窦炎引起的视神经脊髓炎，后被证实为多发性硬化症。因此，现一般认为鼻窦炎引起视神经脊髓炎的可能性极小。

（2）眼内感染：眼内炎症常见的视网膜脉络膜炎、葡萄膜炎和交感性眼炎均可向视盘蔓延，引起球内视神经脊髓炎。眶骨膜炎可直接蔓延，引起球后视神经脊髓炎。

（3）全身性疾病：如梅毒、结核、结节病、球孢子菌病、隐球菌病和细菌性心内膜炎等也可引起视神经脊髓炎，其中尤以梅毒最为常见。梅毒可引起多种眼病，其中常见且严重的当属视神经脊髓炎及视神经萎缩，它可发生于先天梅毒或后天晚期梅毒，特别容易发生于脊髓痨及麻痹性痴呆者。

（4）血管性疾病：该类疾病常引起视神经损害。视神经筛板前区的

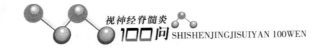
缺血可引起前部缺血性视神经病变，而视神经筛板后区的缺血则引起后部缺血性视神经病变。后部缺血性视神经病变多见于中老年人，表现为急性视力障碍伴巨大中心暗点，但眼底正常。视网膜中央动脉血压降低以及眼底荧光血管造影，可显示臂-视网膜循环时间延长。颅内动脉炎（或称巨细胞动脉炎）也可引起视神经损害。患者的视力障碍同时伴有颅内的动脉尤其是颞浅动脉受损，表现为颞浅动脉变硬及触痛。患者血液黏稠度增高，血沉加快。此外，结节性多动脉炎和无脉病等也可引起视神经损害。

（5）代谢性疾病：糖尿病、甲状腺功能障碍以及哺乳均可发生视神经脊髓炎。其中哺乳引起的视神经脊髓炎较为特殊，称为"哺乳期视神经脊髓炎"。本病发生于哺乳期妇女，发病机制不明，在停止哺乳并给予 B 族维生素及皮质类固醇治疗后，视功能可恢复正常。

（6）肿瘤：包括白血病及恶性淋巴瘤等，可直接浸润或压迫，引起视神经损害，临床表现为视力障碍及视野缺损的癌性视神经病变。患者原有癌症，但肿瘤已静止多年，突发单眼或双眼视力障碍伴有视野损害，但眼底正常。由于病变多呈套状损害视神经，因此放射学检查难以发现病变。通常是肺癌及乳腺癌较易引起癌性视神经病变。

（7）其他：注射疫苗、分娩等。

▶ 4. 视神经脊髓炎谱系病的发病情况是怎样的

本病发病人数少，国际上尚无准确的 NMOSD 流行病学数据。从已有的小样本流行病学资料来看，NMOSD 的患病率在全球各地区均比较接近，为每年 1/10 万人~5/10 万人。白种人群少，非白种（亚洲、拉丁美洲、非洲、西班牙裔和美国印第安人）人群易感。女性明显高发，与男性患病的比例高达（9~11）：1。

NMOSD 首次发病见于各年龄阶段，以青壮年居多，发病的中位年龄为 39 岁；常与一些自身免疫性疾病，如干燥综合征、系统性红斑狼疮、桥本甲状腺炎、风湿性疾病、肾病综合征、免疫性肝病等发生共病现象。

NMOSD 为高复发、高致残性疾病，90% 以上的患者为多时相病程；约 60% 的患者会在 1 年内复发，90% 的患者在 3 年内复发；多数患者遗留严重的视力障碍和/或肢体功能障碍，以及大小便障碍等。在我们诊治的患者中，NMOSD 与 MS 的比例、男女比例、共病现象、复发率等与上面的叙述一致。

▶ 5. 视神经脊髓炎谱系病的辅助检查有哪些

（1）磁共振成像（MRI）

①头颅 MRI：许多 NMOSD 患者有脑部病灶，大约 10% NMOSD 患者的脑部病灶与 MS 一致。其分布多与 AQP4 高表达区域相一致，但不符合 MS 的影像诊断标准。特征性病灶位于下丘脑、丘脑、三脑室、导水管、桥脑被盖及四脑室周围。延髓病变常与颈髓病灶相延续，病变往往不强化。

②眼部 MRI：急性期可见视神经增粗、肿胀，呈长 T1、长 T2 信号的"轨道样"强化。通常双侧视神经均有异常，视交叉及视觉传导通路上可见异常。

③脊髓 MRI：病变常累及 3 个或 3 个以上椎体节段，为 NMOSD 最具特异性的影像表现。NMOSD 以颈段或颈胸段同时受累为多见，病变可向上延伸至延髓下部。病变多位于脊髓中部，累及大部分灰质和部分白质。急性期多伴有脊髓肿胀并可见强化。疾病后期，部分病例脊髓变细、萎缩、中心空洞形成。

（2）脑脊液检查：急性期脑脊液中性粒细胞和嗜酸性粒细胞增多较常见，有 13%~35% 患者的细胞数大于 $50 \times 10^6/\mathrm{mL}$。46%~75% 患者的脑脊液

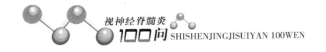

蛋白含量升高。小于30%NMOSD患者的脑脊液寡克隆区带可呈阳性。

（3）血清NMO-IgG：是NMOSD的免疫标志物，用于鉴别NMOSD与MS的重要参考依据之一，需反复检测。此外，NMOSD患者NMO-IgG强阳性的复发可能性较大，其滴定度有可能作为复发与疗效的一个评价指标。实验方法不同，其阳性率不同，NMOSD患者血清NMO-IgG阳性率为50%~75%。最敏感的方法是细胞转染免疫荧光法。

（4）血清自身抗体：40%~60%的NMOSD患者可伴有其他自身免疫疾病抗体阳性，如抗核抗体、抗SSA/SSB抗体、抗心磷脂抗体、甲状腺相关抗体、乙酰胆碱受体抗体等。

（5）神经眼科检查

①视敏度：80%以上NMOSD患者仅为20/200或更差，超过30%的患者无光感；第一次发病后，30%患者的视力低于20/200；病程5年以上的NMOSD患者，有一半患者的单眼视敏度低于20/200，其中20%的患者为双眼视敏度降低。

②视野检查：NMOSD患者可有中心及外周视野缺损。

③视网膜厚度（OCT）：NMOSD患者视网膜神经纤维层（RNFL）明显缺失，平均减少厚度为30~40μm，而MS平均减少厚度为20~30μm。Ratchford等人发现，NMOSD相关神经炎首次发作时的RNFL减少31μm，以后每次发作减少10μm。RNFL与视力、视野、功能缺损、疾病进程相关。RNFL平均低于70μm时，将会失明。

④视觉诱发电位（VEP）：多数患者有VEP异常，主要表现为P100潜伏期延长、波幅降低或P100引不出。部分患者可通过VEP检查，发现亚临床病灶。

⊙ 6. 视神经脊髓炎和多发性硬化是什么关系，如何区别

NMO 和 MS 有相似的特点。MS 常见大脑、脑干、小脑、脊髓及视神经脱髓鞘病变，少数患者可同时出现视神经与脊髓受累，临床颇似 NMO；约 25% 的 MS 患者的首发症状为球后视神经炎，出现各种视力障碍或色觉缺失，临床常见复发-缓解病程。NMO 也表现为视神经炎和脊髓炎反复发作，符合 MS 病变时间与空间多发特征，以及二者对激素等免疫抑制剂治疗有效。因此，NMO 曾长期被视为 MS 的一个临床亚型，日本学者称为"多发性硬化亚洲型"或"多发性硬化脊髓炎型"。白种人具有 MS 的种族易感性，以脑干病损为主；非白种人则对 NMO 具有易感性，以视神经和脊髓损害常见。

从字面上看，视神经脊髓炎就是视神经炎加上脊髓炎，但并非简单等同，而是有条件的相加。因为 MS 也可见视神经炎合并脊髓炎，但两者在视神经损伤程度和脊髓病变程度上不同。Wingerchuk 等（1999 年）描述了 71 例 NMO 患者的疾病谱、临床索引事件（即视神经炎和脊髓炎）特点、脑脊液和血清学、MRI 特征和长期病程评估，发现 NMO 的临床经过、脑脊液和神经影像学特点均与 MS 不同。

NMO 病例呈复发病程多，年复发率比 MS 高。相对 MS 而言，NMO 的视神经损伤更重，脊髓病变长度长，宽度为脊髓横断面的 2/3。所以，当患者有视神经炎和脊髓炎的时候，诊断视神经脊髓炎或谱系病要慎重，需通过检测血清和脑脊液，以排除多发性硬化和其他神经系统疾病的可能。见到视神经炎和脊髓炎就认为是视神经脊髓炎的观点是错误的，极易误诊误治。

当然，很多患者从诊断脱髓鞘病到确诊为 MS 或 NMO，经历了较长的时间。有些患者在医院甲和医院乙的诊断也不同，说明这两种疾病有时很

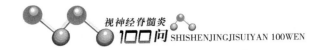

相似，确诊有难度。

以下是视神经脊髓炎与多发性硬化的鉴别要点（表1）。

表1　视神经脊髓炎与多发性硬化的鉴别要点

鉴别点	视神经脊髓炎	多发性硬化
种族	亚洲人群高发	西方人群高发
前驱感染或预防接种史	多无	多有，可为诱发因素
发病年龄	任何年龄，以壮年高发	儿童和>50岁人群少见，青年好发
性别（女：男）	（5~10）：1	2：1
严重程度	中至高度多见	轻至中度多见
遗留障碍	可致盲或严重视力障碍	不致盲
临床病程	>85%为复发型，较少进展为继发进展型，少数为单时相型	85%为复发缓解型，大多进展为继发进展型，15%为原发进展型
血清NMO-IgG	通常阳性	通常阴性
脑脊液细胞数	约4/5患者白细胞总数>50×10^6/L；中性粒细胞较常见，甚至可见嗜酸性细胞	大多数正常，白细胞总数一般<50×10^6/L，以淋巴细胞为主
脑脊液寡克隆区带阳性	约20%	约85%
IgG指数	多正常	多升高
脊髓MRI	长脊髓病灶>3个椎体节段，横断面成像脊髓病灶多位于脊髓中央，可强化	脊髓病灶<2个椎体节段，多位于白质，可强化
头部MRI	多无异常或病灶呈点片状，位于皮质下、下丘脑、丘脑、中脑、导水管周围，无明显强化	病灶位于侧脑室旁白质、皮质下白质、小脑及脑干，可强化

▶ 7. 为什么原来诊断为多发性硬化后又改为视神经脊髓炎，会同时患有这两种病吗

首先，是人与人之间认识上的差异，使这两个姊妹疾病容易被误诊。多发性硬化的首发症状包括肢体无力、感觉异常、视觉障碍、共济失调、精神异常等，而视神经脊髓炎在发病早期同样有这些症状。因此，发病早期如果检查不全，两者很难区分。

其次，早期学者一直认为视神经脊髓炎是多发性硬化的亚型，客观上将多发性硬化脊髓型与视神经脊髓炎混为一谈，从而导致先诊断为多发性硬化，后改为视神经脊髓炎的现象。

随着 AQP4 抗体检测技术的建立，多发性硬化与视神经脊髓炎的鉴别变得更加简捷方便。近年研究发现，中枢神经系统水通道蛋白 4 的抗体是视神经脊髓炎较为特异的免疫标志物。血清 AQP4 抗体在多发性硬化患者是阴性，而在视神经脊髓炎患者的阳性率较高。

临床上大约有 10% 的患者在诊断为脱髓鞘病的前提下，要确诊其是多发性硬化还是视神经脊髓炎有难度。有的两种病都像，但又无法排除对方，处于两者疾病的中间地带；有的先诊断为多发性硬化，后诊断为视神经脊髓炎，或者反之。

造成这种情况的原因有二：其一，理论与实际的差距。教科书上诊断的标准很明确，但实践中完全符合教科书标准的毕竟是少数，绝大多数与教科书存在不同之处，或多或少地不能满足教科书的诊断条件；其二，临床发展很快，促进诊断标准不断地更新。比如，从经典的视神经脊髓炎到视神经脊髓炎谱系病，从多发性硬化脊髓型到视神经脊髓炎谱系病等，就是与血清中水通道蛋白 4 的发现有关。所以，实践永远先于理论，促进理论不断更新，理论是对实践经验的总结，是实践经验理论化的过程。

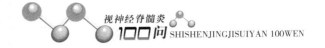
视神经脊髓炎在免疫机制、病理改变、临床症状、体征和影像改变、治疗和预后等方面均与多发性硬化有差异，尽早将两者进行鉴别，有助于早期正确治疗，以获得良好的治疗效果。

▶ 8. 为什么没有眼睛病变或者只有眼睛病变也被诊断为视神经脊髓炎谱系病

单侧或双侧视神经炎以及急性脊髓炎是视神经脊髓炎的主要表现。该病诊断标准中也明确指出，必须要满足视神经炎和急性脊髓炎两条必要标准，诊断才成立。但在临床上，该病初期可为单纯的视神经炎或与脊髓炎同时存在，但多数为先后出现，且间隔时间不定。因此，没有眼睛病变或者只有眼睛病变均可被诊为视神经脊髓炎谱系病，但前提是血清 AQP4 抗体必须是阳性，这是诊断的重要依据。

▶ 9. 视神经脊髓炎的病理机制是否就是体液免疫异常

目前普遍认为，视神经脊髓炎是一种自身抗体介导、体液免疫主导、多种免疫细胞和因子参与的自身免疫性疾病。简而言之，视神经脊髓炎患者体内的 AQP4 抗体在血脑屏障通透性增加时进入中枢神经系统（CNS），与星形胶质细胞轴突上的 AQP4 抗原相结合，继而导致 AQP4 表达下调，使 CNS 水平紊乱。在国内，大约 70% 患者的血清和脑脊液中可以检测到 AQP4 抗体。视神经脊髓炎病理机制复杂，尽管也有多种免疫细胞和因子参与，但机体对 AQP4 的失耐受被认为是本病的中心环节。

所以，视神经脊髓炎及其谱系病是以体液免疫异常为主，并有很多机制共同参与的疾病，其相关的机理还有待我们不断地探索和研究。

10. 视神经脊髓炎患者为何要经常检测血清 AQP4 抗体

视神经脊髓炎患者经常检测血清 AQP4 抗体，可能有下列几个方面的作用和意义。

（1）明确诊断：视神经脊髓炎患者中枢神经系统炎性反应发生的部位恰恰与高度表达的 AQP4 的部位大致吻合，大多在海马、小脑、下丘脑和脑室周围结构，包括视上核和穹隆下神经胶质板等部位。一些研究发现，视神经脊髓炎颅内病变的好发部位与 AQP4 的分布密切相关。2010 年，欧洲神经病学联盟关于视神经脊髓炎诊治指南在视神经脊髓炎疾病谱诊断路径中提出了"血清或者脑脊液 AQP4 抗体阳性为主要支持标准"，故检测 AQP4 抗体有助于诊断视神经脊髓炎。

（2）帮助鉴别：在中枢神经系统脱髓鞘疾病中，当不满足多发性硬化（MS）或视神经脊髓炎的诊断标准时，检测这些患者的 AQP4 抗体有助于疾病的鉴别。如视神经脊髓型 MS（OSMS）中的那些 AQP4 抗体阳性且脊髓损伤集中于胸髓中央灰质，增强扫描显示脊髓肿胀较严重的患者，更倾向于视神经脊髓炎；OSMS 中 AQP4 抗体阴性且脊髓受累在颈髓、脊髓受累节段相对短，病变多位于周边白质者，则更倾向于 MS 等。

（3）有助于判断预后：有研究表明，AQP4 抗体阳性对评价复发性脊髓炎患者复发和预后有一定价值。对复发性脊髓炎患者，AQP4 抗体阳性者较阴性者的复发次数多、预后差；而急性脊髓炎（AM）患者测定 AQP4 抗体，虽不能预测复发，但对预后的评价有一定的指导意义。

（4）排除假阴性：有些患者开始检测时为阴性，复查时则为阳性。有学者主张应反复检测 AQP4 抗体阴性患者，以排除假阴性患者，使诊断更准确。AQP4 抗体阳性患者进展为视神经脊髓炎的概率明显高于阴性的患者，并且进展速度也更快。若首发出现单发或复发性视神经炎（ON），或

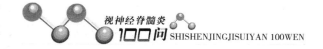

者出现单发或复发性长节段横贯性脊髓炎（LETM）的患者同时合并血清AQP4抗体阳性，提示具有短期内进展为视神经脊髓炎的高危风险，应及时进行免疫调节或免疫抑制治疗并随访。

▶ 11. 脑脊液或血清 AQP4-IgG 阳性就一定是视神经脊髓炎谱系病吗

许多就诊的脱髓鞘病患者，都会被要求检测血清 AQP4-IgG，又称 NMO-IgG，这是为什么呢？

AQP4-IgG 是视神经脊髓炎的特异抗体，有 60%~70% 的视神经脊髓炎患者的检测结果呈阳性。但在其他疾病中，也有极少数阳性，包括多发性硬化、视神经炎。因此，脑脊液或血清 AQP4-IgG 阳性不一定是视神经脊髓炎，应该结合其他临床症状和检查的综合判断才能诊断。

▶ 12. 西医如何治疗视神经脊髓炎谱系病

视神经脊髓炎的西医治疗，包括急性发作期治疗、缓解期治疗和对症治疗三个部分。

（1）急性发作期治疗：首选大剂量激素，目的就是抑制炎症，减缓症状。首选大剂量甲泼尼龙冲击疗法，能加速视神经脊髓炎谱系病的病情缓解，从 1g/d 开始，静脉滴注 3~4 小时，共 3 天，剂量阶梯依次减半，直至停用；后改为口服泼尼松 1mg/（kg·d），逐渐减量。对激素依赖性患者，激素减量过程要慢，每周减 5mg，至维持量 15~20mg/d，小剂量激素维持时间应较多发性硬化长一些。对甲泼尼龙冲击疗法反应差的患者，使用血浆置换疗法可能有一定效果。一般建议置换 3~5 次，每次用血浆 2~3L，多数置换 1~2 次后见效。无血浆置换条件者，使用静脉滴注免疫球蛋白可能有效，用量为 0.4g/（kg·d），静脉滴注，一般连续用 5 天为一疗程。对合并其他自身免疫性疾病的患者，可选择激素联合其他免疫抑制剂如环磷酰胺治疗。

病情稳定后，可口服小剂量糖皮质激素加硫唑嘌呤预防复发。对硫唑嘌呤不耐受或其他原因不能接受上述治疗者，吗替麦考酚酯、利妥昔单抗、环磷酰胺、米托蒽醌等可作为备选方案。

（2）缓解期治疗：主要通过抑制免疫达到降低复发率，延缓残疾累积的目的，需长期治疗。一线药物方案，包括硫唑嘌呤联用泼尼松或者利妥昔单抗；二线药物，可选用环磷酰胺、米托蒽醌、吗替麦考酚酯等。定期使用免疫球蛋白或间断血浆交换也可用于视神经脊髓炎谱系病的治疗。

①硫唑嘌呤：主要通过免疫抑制剂来达到降低复发率的目的，按 2～3mg/（kg·d）单用，或联合口服小剂量泼尼松。通常在硫唑嘌呤起效后（2～3 个月），将泼尼松逐渐减量。用药期间需严密监测血常规及肝、肾功能。硫唑嘌呤常见的不良反应，包括发热、恶心、呕吐、白细胞计数下降、血小板减少、肝功能损害、肌痛及感染等。

②利妥昔单抗：一种针对 B 细胞表面 CD20 的单克隆抗体。用法：1000mg 静脉滴注，共用 2 次（间隔 2 周）为一疗程；或按体表面积 375mg/m² 静脉滴注，每周 1 次，连用 4 周为一疗程。间隔 6～9 个月，可进行第 2 个疗程治疗。每次静脉滴注前 1 小时，使用止痛药（如对乙酰氨基酚）和抗过敏药（如苯海拉明），可减少输注相关不良反应的发生并降低其程度。

③吗替麦考酚酯：又称霉酚酸酯。其活性产物是霉酚酸，是高效、选择性、非竞争性、可逆性的次黄嘌呤单核苷酸脱氢酶抑制剂，可抑制鸟嘌呤核苷酸的经典合成途径，对淋巴细胞具有高度选择作用。通常 1～3g/d，分 2 次口服，单用或联合口服小剂量泼尼松。其不良反应主要为胃肠道症状、骨髓抑制和机会性感染。

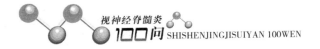

④环磷酰胺：对降低年复发率可能有效，按 7~25mg/kg 静脉滴注，每月 1 次，共用 6 个月。可同时静脉滴注美司钠，以预防出血性膀胱炎。用药期间，需监测血常规、肝肾功能。

⑤米托蒽醌：每月 12mg/m²，共 6 个月；之后每 3 个月 12mg/m²，共 9 个月。

（3）对症治疗

①痛性痉挛：可选用卡马西平、加巴喷汀、普瑞巴林、巴氯芬等药物。

②慢性疼痛、感觉异常等：可应用阿米替林、普瑞巴林、选择性 5-羟色胺再摄取抑制剂（SSRI）、去甲肾上腺素再摄取抑制剂（SNRI）及去甲肾上腺素能与特异性 5-羟色胺能抗抑郁药物（NaSSA）。

③顽固性呃逆：可用巴氯芬。

④抑郁焦虑：可应用 SSRI、SNRI、NaSSA 类药物以及心理治疗。

⑤乏力、疲劳：可用莫达非尼、金刚烷胺。

⑥震颤：可应用盐酸苯海索、盐酸阿罗洛尔等药物。

⑦膀胱直肠功能障碍：如尿失禁，可选用丙咪嗪、奥昔布宁、哌唑嗪、盐酸坦索罗辛等；尿潴留，应导尿；便秘，可用缓泻药，重者可给予灌肠处理。

⑧性功能障碍：可应用改善性功能药物。

⑨认知障碍：可应用胆碱酯酶抑制剂等。

⑩下肢痉挛性肌张力增高：可用巴氯芬口服，也可用肉毒毒素 A。

▶ 13. 激素治疗有哪些副作用

我们常说的激素，一般是指糖皮质激素。视神经脊髓炎谱系病患者常用的激素有泼尼松、甲泼尼龙、地塞米松等，其常见的副作用有以下几种情况。

（1）向心性肥胖：激素可导致人体脂肪重新分布，面部、胸腹背部脂肪堆积，出现柯兴征（满月脸、水牛背），影响个人形象。但向心性肥胖是可逆的，停用激素后，一般可逐渐恢复。

（2）血糖血压紊乱：激素可影响糖代谢，引起血糖升高；还可造成水钠潴留，导致或加重高血压。

（3）上消化道溃疡：应用激素会导致胃酸和胃蛋白酶分泌增多，可诱发或加重上消化道溃疡。

（4）骨质疏松：激素可抑制钙吸收，抑制骨形成，造成骨密度下降、骨质疏松，使股骨头坏死、骨折的风险升高。

（5）抑制免疫：激素可通过抑制机体的异常免疫反应治疗疾病，但同时也抑制了机体的正常免疫反应，导致感染风险增加，容易继发感染。

（6）其他：激素还有引起痤疮、多毛、肝功能损伤、精神兴奋、失眠等副作用。长期大量应用激素后，患者可能出现以上一种或几种副作用的表现。

▶ 14. 为什么多发性硬化和视神经脊髓炎谱系病在急性发作时都要用激素冲击治疗

因为多发性硬化和视神经脊髓炎谱系病均为免疫功能异常所引起的疾病，激素以其迅捷高效的抑炎作用而成为两种疾病急性期治疗的首选药。激素在急性期可明显降低患者神经功能评分，缓解患者症状而优先考虑应用。我们最常用的甲基强的松龙的主要作用，包括减轻疾病严重性、缩短发作期、缓解痉挛。

同时，应用激素也要考虑激素的诸多副作用，包括心律失常、血压升高、白细胞增多、颜面或胸背部痤疮等。少数患者应用激素后，能引起股

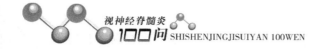

骨头坏死。临床上使用激素时，如何趋利避害，能考验一个临床医师的用药技能。总体而言，多发性硬化和视神经脊髓炎急性发作期使用甲基强的松龙的原则是短程足量，这在一般情况下是安全的。但心律失常、严重肾功能损害、癫痫的患者应禁用；严重骨质疏松的患者、股骨头坏死的患者需慎用。

▶ 15. 已经有股骨头坏死而又复发的患者还能用激素吗

已经有股骨头坏死而病情又复发，是否还可以使用激素？这确实是个两难的问题。不用激素有时很难控制急性发作，用激素就怕进一步加重股骨头损伤。"两害相权取其轻"，故只能是趋利避害，即大量短程使用，或者适当减量短程使用，以尽量减少副作用。也可用其他治疗方法，如丙球治疗、血浆置换等。

▶ 16. 视神经脊髓炎急性期、缓解期的治疗有何不同；干扰素治疗视神经脊髓炎是否有效

急性期视神经脊髓炎治疗用药，是大剂量激素冲击、血浆置换或静滴大剂量免疫球蛋白。这与多发性硬化的治疗基本相同。

在缓解期，视神经脊髓炎推荐免疫抑制治疗（immunosuppression treatment）。其中一线药物，包括硫唑嘌呤、吗替麦考酚酯、甲氨蝶呤、利妥昔单抗等；二线药物，包括环磷酰胺、他克莫司、米托蒽醌。IVIG 也可用于视神经脊髓炎预防治疗，特别适用于不宜应用免疫抑制剂者，如儿童及妊娠期患者。而多发性硬化在缓解期推荐免疫修饰治疗（disease-modifying treatment），常用药物如 β-干扰素、醋酸格拉替雷、那他珠单抗、阿仑单抗、达克珠单抗、米托蒽醌、芬戈莫德、富马酸二甲酯、特立氟胺等。视

神经脊髓炎和多发性硬化病理不同，药物使用一定要有专业医师指导，不能自作主张、道听途说。

　　β-干扰素治疗多发性硬化有临床疗效，而治疗视神经脊髓炎可能使病情加重。因为多发性硬化和视神经脊髓炎发病机理不同，前者是 T 细胞免疫异常，后者是 B 细胞免疫异常，而 β-干扰素就是抑制 T 细胞的免疫功能，所以对多发性硬化有效，而对视神经脊髓炎无效。有专家回顾性研究了 40 例病程 1 年以上的视神经脊髓炎患者使用干扰素 6 个月后的效果，其中 95% 患者的病情无改善甚至恶化，年复发率及扩展残疾状况评分有不同程度的增加。也有人对比了干扰素在多发性硬化和视神经脊髓炎患者中的疗效，结果表明视神经脊髓炎患者并未从中获益。

▶ 17. 视神经脊髓炎有哪些视神经损伤症状

　　视神经脊髓炎的视神经症状，主要是视力下降和视物模糊，可为单侧或双侧视神经炎；两眼常为先后或同时受累，伴或不伴球后疼痛，可有不同形式的视野缺损。视神经脊髓炎首次发病且病情达高峰时，近 40% 患眼完全失明，常表现为横贯性视神经炎，累及整个视神经断面。治疗必须及时正确，以免造成永久损伤。

▶ 18. 视神经脊髓炎的病程发展有什么特点

　　（1）首发症状：出现视神经炎症状与脊髓炎症状，或同时存在视力下降、双下肢无力或四肢无力，发病极期见视力、肌力、感觉异常；自主神经症状，例如恶心呕吐、大小便异常等。一般呈急性或亚急性起病，分别在数天内和 1~2 个月内达到高峰。少数慢性起病者的病情在数月内呈进行性加重。

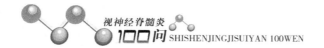
（2）视神经损害特点：双眼常同时或先后受累，开始时视力下降伴眼球胀痛，尤其在眼球活动时更明显。急性发病者，患眼几小时或几天内部分或完全视力丧失。视野改变主要为中心暗点及视野向心性缩小，也可出现偏盲或象限盲。

（3）脊髓损害特点：表现为脊髓完全横贯性损害。在数小时至数天内，双侧脊髓的运动、感觉和自主神经功能严重受损，运动障碍可迅速进展为截瘫或四肢瘫。若病变在颈段，可出现内侧纵束综合征（Lhermitte 征）阳性。重症者，由于严重的脱髓鞘，使神经冲动扩散，导致痛性痉挛发作、阵发性抽搐。

（4）其他症状：少数患者可出现视神经和脊髓外症状，如眩晕、面部麻木、眼震、头痛及体位性震颤、嗜睡等。极少数患者可有眼外肌麻痹、癫痫、共济失调、构音障碍及周围神经损害等。

绝大多数视神经脊髓炎病程可表现为多次复发和缓解，急性发病或病情恶化之后可以恢复，两次复发间的病情稳定。时间长的达 10~20 年。当然也有发作时间间隔较短的，比如一年中有数次发作、连续数年发作等，各自表现不一样。

（5）神经损伤与残疾：首次发病症状缓解后，生活、学习、工作一切照旧，忽视了本病容易复发，造成反反复复，神经损伤不断地累积，在较短的时间内造成神经的不可逆损害，出现残疾，严重影响了生活生存质量。多数患者遗留有严重的视力障碍和/或肢体功能障碍，以及大小便障碍等。

所以，患者一定要对本病有全面的认识，不要忘记缓解期的预防性治疗，如免疫修饰剂、中药、针灸等，防止疾病的复发。减少复发就能减少神经损伤。请患者谨记，本病容易复发，而预防复发永远比治疗复发重要！

▶ 19. 视神经脊髓炎常常合并哪些疾病，这些疾病对其预后是否有影响

视神经脊髓炎与多发性硬化不同，该病是以体液免疫为主、细胞免疫为辅的中枢神经系统炎性脱髓鞘病。因此，30%左右的视神经脊髓炎患者可伴有其他自身免疫性疾病，比例相对较高。常合并的疾病，如系统性红斑狼疮、干燥综合征、混合结缔组织病、重症肌无力、甲状腺功能亢进症、桥本甲状腺炎、结节性多动脉炎等。血清亦可检出抗核抗体、抗 SSA/SSB 抗体、抗心磷脂抗体等。目前研究表明，由于合并疾病同是因体液免疫产生的疾病，因此不会对该病预后产生其他影响。当然，自身免疫性疾病的发病机理极其复杂，关于视神经脊髓炎与合并疾病的相互关系及影响，目前的研究还不够深入，这些合并疾病对视神经脊髓炎的预后是否有影响还有待进一步研究。

▶ 20. 诱发和加重视神经脊髓炎的因素有哪些

视神经脊髓炎是一种自身免疫性疾病，即自身免疫系统不能准确识别自身细胞和外来细胞，而攻击和破坏自身的组织。这种自身组织在中枢神经系统就是神经髓鞘。这些神经髓鞘包裹神经纤维，并成为体内白细胞攻击的对象。

诱发这一过程的常见因素，包括遗传、病毒、环境等因素，如感冒、发热、感染、外伤、手术、拔牙、妊娠、分娩、过于疲劳、精神紧张、药物过敏和过度寒冷或高热等。注射疫苗亦是发病的危险因素之一。有一患者两次分娩，均在半年左右发病，可见分娩与复发密切相关。

极少数患者吃了特殊食物后产生症状或使病情加重，如牛肉、羊肉、

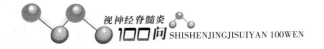

鱿鱼等，也应该避免。当然，这种情况不具有普遍性。

▶ 21. 患者视力障碍是否可以通过治疗恢复

视力障碍是视神经脊髓炎患者的常见症状，多因急性视神经炎导致视觉传导通路受损引起。急性双侧视神经炎导致双侧视觉障碍，并多伴眼球疼痛、复视、视野缺损；急性期后，视神经肿胀缓解，病灶有所修复，视觉障碍可有不同程度缓解，而视力下降或视觉障碍是视神经脊髓炎的常见后遗症。

视力损伤不是不能恢复，而要看损伤的程度、治疗是否及时得当。当然，后期的康复治疗也很重要。急性损伤，部分患者经激素冲击，视力即可完全或部分恢复。对于视力障碍的治疗，原则是快、准、连续。从临床看，年纪越小，恢复的机会越大，年轻人康复能力强于年龄大者。持续治疗也很重要，视力的康复本身难度大，不可能一两次治疗就能达到目的，所以要坚持治疗，如中药、针灸以及神经生长因子等联合使用。到底要多长时间治疗才可以恢复视力，因人而异，没有统一的答案，但中医中药的治疗一般要3个月至半年。

▶ 22. 视神经脊髓炎能治愈吗

目前对视神经脊髓炎的病因尚未完全明了，急性期用激素冲击、缓解期用免疫修饰治疗，都不能彻底治愈本病。对本病的长期观察研究发现，随着复发次数的增多，患者机体残疾程度逐渐累加。因此，预防该病复发成为临床治疗的重点。通过缓解期西药免疫调节或中药辨证论治、针灸治疗，以期减少患者临床复发次数甚至达到无复发，从而实现"临床治愈"的目的。

　　临床应避免两种极端：其一，不要因为首次发病治疗效果好而忽视本病会复发；其二，不要因为本病会复发，甚至反复复发致残而放弃防治。

▶ 23. 视神经脊髓炎为什么没有脑的病灶却也有健忘表现

　　记忆属于大脑高级皮层中枢功能，健忘是患者认知功能受损的表现形式之一。国外研究发现，高达 54%～57% 的视神经脊髓炎患者会出现认知功能障碍，而颅内病灶和认知功能障碍并未存在相关性。这也解释了一部分表现为认知功能受损的患者，颅内却未发现病灶或视神经脊髓炎特征性病灶的现象。但没有病灶并不意味脑部不存在其他病变。有研究证实，脑灰质萎缩尤其是深部灰质萎缩仅出现在视神经脊髓炎认知功能障碍患者中，灰质体积是预测视神经脊髓炎患者认知功能的主要影像学指标。因本病属于罕见病，国外关于视神经脊髓炎患者认知功能的大部分研究为小样本单中心研究，而关于脑部病变与认知功能损害的机制研究，可能需要多中心大样本及长期的随访研究。亚洲的视神经脊髓炎患者较欧美多，尤其我国是人口大国，相对视神经脊髓炎病例也多，所以在这方面的研究应该更多些。

　　中医认为，脑为髓海，肾主骨生髓。如肾精亏虚，"髓海不足，则脑转耳鸣，胫酸眩冒，目无所见，懈怠安卧"，出现失眠、健忘等症。脾胃为气血生化之源，脾虚气血生化不足，脑失血养，也会导致健忘。肝主疏泄，调畅情志，调畅气机。若情志失调，肝气郁滞，失其条达之性，则会影响气血的正常运行，也会导致健忘。中医的脑髓理论和五脏气血理论，可以帮助解释视神经脊髓炎患者的健忘症状。

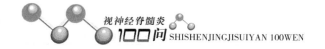
24. 视神经脊髓炎与颈椎不好有关系吗

一般来说，视神经脊髓炎与颈椎没有直接关系。那为什么有的患者会觉得此病与颈椎不好有关呢？这就要从视神经脊髓炎的核心临床特征说起。我们知道，急性脊髓炎作为视神经脊髓炎的六大核心特征之一，多表现为严重的截瘫或四肢瘫、尿便障碍，脊髓损害平面常伴有根性疼痛或Lhermitte征；恢复期较易发生阵发性痛性或非痛性痉挛、长期瘙痒、顽固性疼痛等。临床上，一部分患者因为混淆了"颈椎"和"颈髓"的概念，误认为颈髓有病灶就是颈椎出现了问题。另一部分患者因将Lhermitte征出现的低头过电感、根性疼痛出现的颈椎疼痛、放射痛及上肢麻木、颈肩部痉挛疼痛、颈肩部皮肤瘙痒等误以为是颈椎出现了问题，甚至在疾病初期被误诊为"颈椎病"来治疗。这些因素都促成了视神经脊髓炎与颈椎的错误关联。

当然，我们也关注到颈髓病变后，颈椎椎间盘突入颈髓这个事实。是颈椎病变在前，还是颈髓病变在前，或是颈髓病变导致局部力量失衡？这些都值得进一步研究。我们有少数患者为此选择局部手术治疗，结果无助于临床症状的改善。

25. 为什么有人病灶不严重而症状重，有人却相反

一般而言，病灶与症状是对应的。即病灶明显，症状明显；病灶重，症状也重。临床上，确实观察到一部分患者的病灶数量虽少，但症状较重，如出现严重的瘫痪及二便障碍；而另一部分患者，病灶数量多，却症状很轻。究其原因，可能与受累及的具体部位、病灶修复的程度、复发的次数、患者年龄等有关。例如，有的患者在疾病发作时，出现很多病灶，

但因累及的部位属神经非关键区域；或因治疗及时，炎症修复较快；或因初次发作，症状还未累积，对治疗药物反应敏感；或因患者发病时，年龄偏低，预后较好而临床症状较轻。相反，一部分患者虽在疾病发作时病灶较少，但因累及的部位属神经关键区域，或因治疗不及时，或对治疗不敏感而致炎症修复较慢；或因多次发作，症状逐渐累加；或因患者发病时年龄较高、神经修复差、预后较差而致临床症状较重。

诚然，临床上也有极少数我们用现有知识无法解释的事实。如没有病灶，而临床症状明显；或者病灶很小，但临床症状明显。碰到这种情况，医生显得"技穷"，无言以对，只有等待以后继续深入研究，找出患者希望的满意答案。

▶ 26. 哪些因素决定视神经脊髓炎病灶修复与否及修复速度

视神经脊髓炎属于中枢神经系统炎性脱髓鞘疾病。一般来说，神经元的受损很难再生，而轴索损伤可以部分或完全修复。影响病灶修复的因素很多，大致有如下几个方面。

①病灶损伤的程度。损伤越重，越难修复。如病灶大，损伤严重，AQP4-Ab 滴度高，治疗难度就大，完全康复的概率就小。

②诊断治疗是否及时准确。如果治疗及时准确，就能获得最大限度的修复；如果治疗不及时，用药不准确，就会延误治疗的最佳时机，影响康复。

③发病的年龄。青少年本身生机勃勃，气血旺盛，组织容易修复；相对而言，老年人生理功能下降，脏腑组织功能退化，组织损伤的修复难度增加。同样的病变，相同的治疗，年轻者获益大，老年人获益小。

④患者的个体差异。患者对治疗的反应，对药物的敏感性如何，也会影响治疗的效果。这解释了基本条件相似的人，治疗效果为何存在差异。

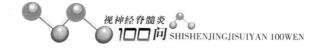

⑤患者是否合并其他疾病。如视神经脊髓炎经常合并干燥综合征、自身免疫性肝炎、红斑狼疮、风湿性或类风湿性关节炎等其他自身免疫性疾病，大大增加了疾病的治疗难度，也会影响视神经脊髓炎的恢复程度。

关于具体的髓鞘再生研究，目前已经深入分子水平，相信未来会进一步揭示其相关机制，从而指导临床。

▶ 27. 为什么病灶已经基本修复或者修复满意，但症状改善不甚满意

从临床角度上讲，这可能是因为疾病初起，炎症反应较重，经过治疗后的炎症反应减轻，在 MRI 上表现为病灶"减小"。但因神经受损的相对不可逆性及现阶段核磁影像技术的限制，一些局部微小的变化，如受累部位神经结构变化、灰质及白质容量变化、神经纤维传导速度变化、脑脊液成分变化等都不能被常规 MRI 所识别。而这些"微小的、微观的、我们至今难以看到的"异常变化，可能正是患者症状持续存在而无法缓解的原因所在，故而病灶的"修复"或"减小"未能引起症状的缓解。

从理论上讲，病灶与症状是对应的，但也不能排除精神因素对症状的影响。精神越是紧张，症状就可能越被放大。因此，患者所描述的病灶改善而症状没有缓解，未必真实反映了病灶所产生的症状。

▶ 28. 视神经脊髓炎是否会遗传而影响下一代

一个家庭中多个成员患此病的情况极其少见。许多视神经脊髓炎患者可能自身合并其他自身免疫性疾病，或其家庭成员患自身免疫性疾病（等位基因 HLA-DRB1□03 与自身免疫疾病如系统性红斑狼疮有关，而一些研究亦证实此基因与视神经脊髓炎有关），尽管这提示了某些基因可能导致

了患者对该病的易患性，但目前还没有找到确切的责任基因。

总的来说，视神经脊髓炎通常不会遗传，但在极罕见的情况下，会出现亲代或隔代遗传，具体的遗传模式及机制不详。

▶ 29. 视神经脊髓炎会引起男性性功能障碍吗

视神经脊髓炎会引起男性性功能障碍！

首先，视神经脊髓炎是中枢神经系统受损。正常性刺激神经信号从下丘脑勃起中枢下传至海绵体神经，并通过神经传导至阴茎组织，诱发海绵体平滑肌松弛，促使阴茎海绵体充血膨胀，最终使阴茎达到并维持足够的硬度。一旦神经、血管、内分泌、药物、解剖和心理等多种因素导致以上任何一个环节异常，均可诱发勃起功能障碍（erectile dysfunction，ED）。而视神经脊髓炎可累及视神经和脊髓/脑干外的中枢神经系统，故患者可能会有性功能障碍的症状。

其次，心理因素及药物影响。由上可知，心理压力过大等心理因素也可影响性功能，而视神经脊髓炎病程长、易复发的特点及治疗费用较高等均可使患者心理压力增大，从而影响性功能。此外，精神病类药物可能对性功能的各个阶段造成影响，引起性欲下降、勃起功能障碍、射精障碍等；激素类药物可能抑制垂体促性腺激素的分泌，从而降低睾酮而影响性欲，导致勃起功能障碍。视神经脊髓炎患者复发急性期常采用激素疗法，也可能因此影响性功能。

再次，从中医辨证角度来看，视神经脊髓炎患者均有严重视力下降症状，多伴有痛性痉挛，病变部位在目、脊髓、筋，病变脏腑累及肝、脾、肾，而与肝、肾的关系最为密切。肝肾阴虚型患者存在 HPA 轴功能紊乱，血皮质醇（CORT）、促肾上腺皮质激素（ACTH）分泌异常；且肾主生殖，肝主疏泄，故肝肾亏虚可致性功能障碍。

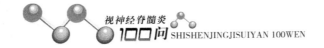

▶30. 为什么定期检查无明显变化而临床症状却在慢慢加重

定期进行核磁和免疫学检查，其结果和指标的变化不明显，而临床症状在加重，这是患者常常对主治医师倾诉的话。从理论上说，检查结果无变化，临床症状应该稳定，不应该有变化，但实际上检查不是绝对的。比如，一个正常值范围有上限和下限，虽然结果都在正常范围，但却有很大的不同。核磁检查，不同的检查人员、不同的核磁设备所出的结果也难以完全一致。所谓的核磁、免疫学指标检查无明显变化只是相对的。就像前面说的，变化有，只是在正常范围内，无明显的异常值。

临床症状加重，有可能是客观的，即与相应的检查形成逻辑关系；也有可能因为其他因素的影响，如工作紧张、焦虑抑郁等因素存在，使症状加重而被放大，如果这些因素解决了，症状就可能回归原状。也就是说，症状慢慢加重，可以是客观实在，也可能是主观感觉，其与相应检查指标的关系还得仔细分析。

▶31. 尿频尿急或者尿失禁、尿等待患者去看泌尿科能解决问题吗

尿频、尿急、尿失禁、尿等待，这些症状在视神经脊髓炎患者中很常见。尿频，1~2小时1次，甚至半小时1次，每次尿量不多，一有尿意就要马上去厕所。特别是晚上睡觉时，尿意频频，每晚小便数次。有些患者提重物、咳嗽，或者走路就有尿漏出，外出特别是远距离就医，就得带尿不湿以防止漏尿。虽然有尿频、尿急、尿失禁，但排尿时又不畅、无力，需要坐位、蹲位按压腹部才能排出，有明显的排尿延时。这些外人看来的小症状，给患者带来的痛苦很大，很多患者因此没了自信，甚至没了自

尊。夏天带尿不湿出门是何等的不适、不雅、不便？这些只有患者自己知道。

要解决这些症状，其实不容易，中药、针灸治疗对其中部分患者有一定的改善，但对有些患者却无效。求治于泌尿科专家，结合尿动力等检查，告诉您这是因为神经源性膀胱所致，即神经对膀胱的调控出了问题，膀胱正常的收缩舒张功能没了，膀胱不听使唤，容易兴奋。由于每次排尿不干净，尿液残留，稍喝水，逼尿肌就对膀胱充盈发出排尿指令。膀胱神经调控，除了膀胱局部神经以外，还与脊髓的神经传导、大脑皮层的参与有关。而视神经脊髓炎病变就涉及这些组织，导致大脑的指令无法正常传导，就好比作战指挥部的指令不能传达一样。

那么，泌尿科专家能否解决这些问题呢？目前看来还有难度。虽然现在有介绍体外安装电子传感器来调控膀胱兴奋性，但研究还在路上。期盼随着科技的进步，能早日在临床推广使用，给广大患者带来福音。

▶ 32. 有其他基础疾病的患者在治疗用药方面需要注意什么

许多视神经脊髓炎的老年患者常常有其他基础性疾病，比如高血压病、糖尿病、心脑血管疾病、肿瘤、呼吸系统疾病、消化系统疾病等，平时就要用药治疗，如降压药、降脂药、控制血糖药、同型半胱氨酸等。现在又患视神经脊髓炎，如何两者兼顾，避免多种药物之间产生的不良反应，建议如下。

药物要由专业医师开列，不要自己下处方；由各专业的专家开方，然后再由你的主治医师根据你的具体情况进行必要的化裁，不能简单地 1+2+3+4……一定要根据轻重缓急，将必须用的留下，可暂缓使用的就暂时不用，而可用可不用的就坚决不用；注意药物的特点和使用禁忌，不能一起使用的一定要避免。医师把握不准时，可以咨询有关药物专家。服药时，

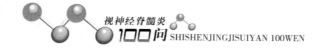
还要注意间隔时间，观察药物的不良反应。

药物是用来治病，用来缓解症状、减少疾病痛苦的，如果出现了副作用，比如阿司匹林是脑梗死和心肌梗死患者二级预防的重要药物，一旦出现了胃及十二指肠溃疡、溃疡出血，就应当停止使用。免疫抑制剂是用来抑制免疫或者修饰免疫，减少复发的，但如果对造血系统产生了明显抑制，造成严重贫血、骨髓抑制等，就应该停药或更换其他药物。

所以，对于有基础疾病，尤其是有多种基础疾病的患者，用药一定要专业、综合、全面，切记杂乱、片面、顾此失彼。

▶ 33. 女性患者月经期为何症状会加重

视神经脊髓炎患者以女性为主，女性与男性患者之比为（8~10）∶1，其好发年龄在30~50岁。这个年龄段的女性，往往面临每月几天的症状加重，即月经期症状加重。

为什么症状会在月经期加重？西医学尚无这方面的研究和结论，推测与体内激素水平变化有关，中医认为与气血变化有关。

月经期血液要注入冲脉，冲为血海，只有血海满盈，才能按时下注胞宫，月经才能如期而至，阴血才能如期而泄。血液汇聚冲脉血海，势必减少其在全身其他部位的分布，则其他部位因血液减少而缺乏滋养。正常情况下，人体自主调节能力较强，这种血少的感觉不会太明显，而对于已经患有视神经脊髓炎的患者，因病变而影响的脏腑组织、四肢百骸自主调节能力下降，从而对阴血减少极其敏感，表现为既有的症状加重，如视物清晰度更差、下肢更加发沉、手足麻木也越发明显等。因为症状与月经有关，所以月经期过后，随着阴血的逐渐恢复，症状也会慢慢减轻。至下个月经周期，这些症状又会伴随月经而加重。

34. 儿童患病有何特点

视神经脊髓炎在任何年龄均可发病，平均发病年龄为 40 岁。青春期的儿童发病无明显性别差异，青春期后则女性患者占绝大多数，达 70% ~ 90%。儿童视神经脊髓炎的发病机制与成人大致相同，但由于儿童的免疫功能尚不完善，神经系统髓鞘发育不完全成熟，其免疫紊乱与髓鞘损伤机制有待进一步探索。MOG-IgG 阳性的视神经脊髓炎患者中儿童多见，男性多于女性，部分患者有前期感染史或疫苗接种史。视神经脊髓炎的临床表现复杂多样，有 6 项核心症状（见问题 2 核心症状）。儿童视神经脊髓炎患者多表现有大脑半球受累，出现意识障碍、行为异常等症状；常伴有高热。而成人患者较少出现高热，亦多见视神经和脊髓受累，有复发倾向。总体来说，儿童视神经脊髓炎患者病死率低，预后较成人相对乐观。因儿童视神经脊髓炎病例不多，故还有待进一步研究和总结。

35. 儿童患者的用药有什么特点

目前国际上尚无儿童视神经脊髓炎的诊治指南，儿童视神经脊髓炎的诊断与治疗多结合儿童特点，参照《中国视神经脊髓炎谱系疾病诊断与治疗指南》。急性期应用大剂量激素冲击治疗或静脉注射免疫球蛋白（IVIG）冲击治疗；缓解期治疗，包括一线药物如硫唑嘌呤、吗替麦考酚酯、甲氨蝶呤、利妥昔单抗等，二线药物如环磷酰胺、他克莫司、米托蒽醌。定期静脉注射 IVIG 也可用于视神经脊髓炎的预防治疗，特别适用于不宜应用免疫抑制剂的儿童患者。儿童患者用药较成人更要谨慎稳妥。

中医认为，儿童脏腑娇嫩，形气未充，脾常不足，肝常有余，且年龄越幼小，表现越突出。因此，中医治疗视神经脊髓炎儿童患者时，健脾疏

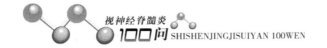

肝，或者在辨证论治的基础上尤其重视顾护脾胃。只有脾胃功能正常，能运化输布水谷精微之气，才能为生长发育和抵抗病邪提供动力。儿童发病常常与先天禀赋不足有关，通过调理后天脾胃以补先天不足。

36. 老年人患视神经脊髓炎有何特点

视神经脊髓炎虽任何年龄均可发病，但平均发病年龄为40岁，以青壮年居多，老年患者较少。视神经脊髓炎临床多起病急、进展快，而老年患者多缓慢或隐匿起病，且因老年人有各种基础疾病，故临床症状多不典型，容易误诊为其他疾病。如视力下降、肢体麻木、二便不畅等多易误诊为白内障、颈椎病、腰椎病、前列腺增生等常见病而耽误治疗，这也是导致老年人视神经脊髓炎预后不良的一个因素。

老年人自身神经修复能力差，故常导致失明、瘫痪、痛性痉挛、二便障碍等后遗症，而且药物治疗反应相对较差，效果不佳。

由于老年人基础疾病多，本病的治疗又非朝夕之功，治疗用药一定要综合全身情况，温和稳妥是大原则，不要孟浪贪功。

37. 老年患者的治疗用药需要注意什么

老年视神经脊髓炎患者的治疗亦参照《中国视神经脊髓炎谱系疾病诊断与治疗指南》，急性期大剂量激素冲击治疗，缓解期免疫修饰治疗，这是总原则。但根据老年人的生理特点及基础疾病，药物选择与使用更应慎重。应用激素或免疫抑制剂前，应全面评估患者的用药风险与收益，做好药物不良反应的监测与预防，应重点监测老年患者的骨折风险、消化性溃疡、血糖血压紊乱、心脑血管疾病及反复隐匿性感染。

老年视神经脊髓炎患者一般症状较年轻人重，恢复慢，治疗难度大，治疗应该更精心，要充分发挥中医药治疗老年病方面的优势，在调理上下功夫，以冀取得好的疗效。

▶ 38. 中医对视神经脊髓炎是如何认识的

视神经脊髓炎没有明确的中医病名，古代医籍中也没有专门的记载。即使是西医学，在 2006 年之前也没有将其作为一种独立的疾病进行研究。中医药关于视神经脊髓炎的研究多混杂于多发性硬化中，主要根据其临床表现结合古今文献进行命名。本病首发症状以视力减退、肢体无力及感觉障碍最常见，病在"脑与髓"。以肢体无力甚至瘫痪者，符合《黄帝内经》中"骨枯髓减，发为骨痿"的描述，将其归为"痿证"中的"骨痿"最为恰当；以视觉障碍为主要症状，较轻者应诊为"视瞻昏渺"，如果突然失明则称"青盲"或"暴盲"，肢体麻木属"麻木不仁"。

笔者认为，从中医角度来说，先天禀赋不足、肾精亏虚是本病发病的重要内在基础；外感六淫、内伤七情、饮食不当、劳累过度，或者外伤致损、产后百脉空虚等是其诱发因素。本病精亏是本，邪伏体内，外遇诱因，启动伏邪，产生虚虚实实之变而引发该病。从脏腑来说，主要涉及肝、肾、脾。盖肝主筋，藏血，开窍于目；肾主骨，生精生髓，髓汇于脑为脑髓，汇于脊柱为脊髓，"肾者，作强之官，伎巧出焉"；脾为后天之本，脾胃乃气血生化之源，脾主四肢肌肉。综合肝、肾、脾，与视力、运动有关，与气血生成有关；而营卫是气血的一部分，营卫运行异常与感觉障碍有关。视力障碍、运动障碍、感觉障碍总关乎肝、肾、脾，所以肝、肾、脾不足是本病的核心。

结合我们前期的研究，可将本病的病机归纳为肝肾两虚，痰瘀内阻。即先天肾精亏虚，或后天脾胃失养，肝之阴血不足，气虚血瘀，痰湿热蕴而成。

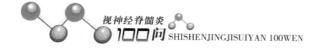

▶ 39. 视神经脊髓炎中医是如何辨证分型的

视神经脊髓炎的中医证候以肝脾肾不足为主，痰湿热瘀血等实邪阻滞，形成虚实夹杂、本虚标实的临床表现。中医辨证主要分为肝肾阴虚、脾肾阳虚、气虚血瘀和痰湿蕴热四个类型。其证候分型与多发性硬化无异。

（1）肝肾阴虚：遇热症状加重，腰膝疼痛，足跟酸重疼痛；手足心热，阵发烘热；视歧，视力减退；盗汗，骨蒸潮热，健忘，急躁易怒。舌红，少苔，脉细。

（2）脾肾阳虚：遇冷症状加重，肢体关节僵硬/冷痛；四肢凉，下肢冷甚，面色㿠白，经常畏寒；排便无力，便秘，小便失禁，遗尿；阳痿，性欲减退，智力减退，失聪。舌暗，苔白，脉沉。

（3）气虚血瘀：劳累后症状加重，肢体拘急；皮肤麻木，局部感觉发紧或有束带感，肢体关节刺痛；倦怠乏力，肢体困重，食少纳呆，面色少华，自汗，或容易汗出，口淡。面色晦暗或黧黑，舌暗，苔白腻，脉紧。

（4）痰湿蕴热：足跟酸重疼痛；视歧，视力减退；肢体困重，头蒙如裹，头晕目眩，呕吐，排尿无力。苔白腻或黄腻，脉滑或滑数。

▶ 40. 中医治疗视神经脊髓炎是辨证还是辨病

中医治疗用药的主要依据是辨证论治，证是疾病某一阶段表现在外的综合信息。就视神经脊髓炎而言，所谓辨证论治就是对采集来的患者四诊信息进行归纳分析，去粗取精，去伪存真，确定其核心病机，针对病机确立治疗方法，或用针灸，或推拿理筋，或用中药治疗。如用中药，当选择处方，明确君臣佐使，遣用合适的药物，规定每一味药物的剂量，组成合理的处方，且有明确的使用方法。

当然，光辨证论治，未必能很好地控制视神经脊髓炎，取得满意的疗效。当本病急性发作时，还要结合辨病，结合现代研究，配合具有调节免疫、消除炎症的药物，使疾病发作得到控制。

中医治疗视神经脊髓炎应辨病与辨证相结合。急性期以西医为主治病，中医辨证治疗为辅，控制病情进展；缓解期中西并重，病证结合，稳定病情；稳定期以中医辨证治疗为主，尽量减少甚至停用激素和免疫抑制剂，预防疾病。只有辨病与辨证有机结合，才能取得满意的疗效，才能有效地控制疾病的进程，缓解症状，改善患者的生存生活质量。

▶ 41. 中医治疗视神经脊髓炎有哪些方法

中医治疗的常用方法，有内服中药、针刺、艾灸、按摩等。

中医辨证治疗，通过中药长期调理，以调节人体的寒热虚实，起到了"不足者补之，有余者泻之，寒者热之，热者寒之"的作用，使机体从疾病态的不平衡逐渐趋于平衡，对调整机体免疫功能大有裨益，从而使疾病得以缓解，发作减少、减轻，使机体有充裕的时间自我修复，这就是中医内治的作用。相对中药内服，针刺、艾灸、按摩则直接作用于人体的经络、气血，有助于气血的平衡和经络的通畅，对于皮肤感觉异常、运动协调性差有帮助。

中医辨证论治处方药物举例如下。

（1）肝肾阴虚型：治法为滋补肝肾。方药选用二黄汤、左归丸、六味地黄丸或大补阴丸加减。头晕，加枸杞、菊花，或天麻、制首乌；热象明显，加知母、黄柏；视力减退、视物昏花，可加女贞子、茺蔚子、青葙子、密蒙花；肢体无力，可加龟板、鹿角胶、生黄芪；感觉障碍如肢体麻木、疼痛等症，可加桃仁、红花、桂枝、桑枝、路路通、钩藤、僵蚕等；

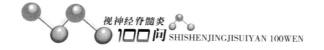

阴虚动风，出现头晕、面部麻木等症，可加白蒺藜、沙苑子、菊花。中成药选用补肾益髓胶囊、左归丸、六味地黄丸。

（2）脾肾阳虚型：治法为温补脾肾。方药选用右归丸、金匮肾气丸、地黄饮子加减。面色㿠白、畏寒肢冷、腹中冷痛，可加黑附子、干姜等；腹泻、下利清谷，可加补骨脂、肉豆蔻、五味子、吴茱萸等；小便不利、面肢浮肿，可加白术、泽泻、猪苓、茯苓等；阳虚动风，出现肢体瞤动，可加僵蚕、全蝎、天麻、钩藤、蜈蚣、蝉蜕等，也可配合生龙骨、生牡蛎、珍珠母、生石决明等。中成药选用右归丸。

（3）气虚血瘀型：治法为补气活血。方药选用补阳还五汤加减。如症状偏于上肢，可用黄芪桂枝五物汤加减；症状偏于下肢，可用黄芪赤风汤加减。如兼血虚，伴月经不调、睡眠不佳、少寐多梦，可选用归脾汤以健脾养心为主，忌单纯使用活血化瘀药物；如血瘀较重，症见明显的瘀点瘀斑、皮肤粗糙、肌肤甲错、月经愆期甚至闭经，或局部针刺样疼痛、夜间加重，则需加强活血化瘀药物的运用。

（4）痰湿蕴热型：治法为清热化痰或清热化湿。方药选用温胆汤或二妙散加减。头昏沉、健忘、舌强语謇等，可予菖蒲郁金汤加减；痰热内扰心神，出现失眠多梦，舌红苔黄腻，可予黄连温胆汤加减；下肢沉重僵硬，小便频数，舌红苔黄，可用四妙散加减；舌苔黄腻且厚而干燥，大便干结不下，肢体麻木，可予升降散加减；热盛动风，出现高热惊厥等，可予羚羊角面、生石决明、人工牛黄等。中成药选用四妙丸。

▶ 42. 为什么很多视神经脊髓炎患者有上热下寒的症状

我们在对视神经脊髓炎患者的症状调查后发现，很多患者有口苦、心烦、失眠、胸以上容易出汗而腰以下僵硬及发凉，特别是膝以下怕冷、僵硬，甚至有在冰窖的感觉。这些症状，中医称为"上热下寒"。这些症状是视神经脊髓炎患者或者说包括多发性硬化在内的脱髓鞘病患者特有的症状，还是其他疾病患者都有的症状？这还需要有大量的调查数据才能回答。但经过初步观察，脱髓鞘病患者中存在上热下寒症状者所占比例确实不低。

为什么有如此表现？中医认为，心火下移于肾，以温暖肾水，使肾水不寒；气化上潮于心，使心火得到制约。这就是心肾相交，水火既济。心火不炎则不会口苦、心烦、失眠、心胸汗出；肾水温暖即腰腿温暖柔软，《内经》云"阳气者，柔则养筋"，下焦肾阳有赖心阳心火温补，肾阳足则温煦肢体，骨正筋柔。一旦由于各种原因导致心肾不交，心火亢于上，肾水寒于下，就会出现上热下寒证。可以通过药物或者针灸等治疗，交通心肾，既济水火，使症状得到缓解。

▶ 43. 肠胃与视神经脊髓炎的发病有关吗

肠胃与视神经脊髓炎的发病是否有关，目前还没有非常肯定的答案，即不能用简单的有或没有来回答。

中医学认为，脏腑四肢百骸都通过经络相联系。脑位于人体上部，肠胃位于人体的中下部，从经络循行上来看，脑与肠或胃之间有着广泛的经络联系。手之三阳从手走头，足之三阳从头走足，大肠经、小肠经、胃经循行均经过头面及腹部，故从中医经络理论角度来看，脑与胃肠之间存在坚实的生理联系基础。

中医将肠胃统称阳明，《伤寒论》中足阳明胃经与手阳明大肠经并称为"胃家"，"阳明之为病，胃家实是也"。这个胃家，包括手阳明大肠和足阳明胃，以腑实病变多见，即大便干结困难、腹胀痛、手足微微持续汗出，或有神志异常。在视神经脊髓炎患者中，虽然典型的阳明腑实不多见，但大便困难患者比例很高，有些伴有腹胀或腹痛，中医处方用药结合

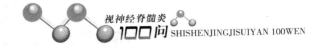

承气汤之意治疗有效。当然也有中焦脾胃气虚，从健脾益气、补中益气治疗，可以有效改善患者的疲劳、四肢无力等症状，对部分肌肉萎缩辨证属于脾虚者也有一定的疗效。对于中焦脾胃湿热者，分别给予清热燥湿、芳香化湿、淡渗利湿等方药治疗；对寒湿中阻者，温中燥湿则是对证之法。

总之，中医对于视神经脊髓炎的治疗离不开脾胃、肠胃，一切用药均从辨证论治出发。

西医学对肠胃与视神经脊髓炎这类中枢神经系统病变也有新的认识。脑肠轴是大脑通过中枢神经系统、肠神经系统（ENS）、下丘脑-垂体-肾上腺轴等与肠道双向联系的神经-内分泌-免疫网络，将胃肠功能和脑功能紧密联系起来，是脑和胃肠相互作用的桥梁。研究发现，肠道菌群可以通过脑肠轴的神经、内分泌、免疫和代谢来调节大脑的生理、行为和认知功能。所以，随着医学科学的不断进步，胃肠与中枢神经系统病变的关系将会不断有新的发现。

▶ 44. 中医对视神经脊髓炎与多发性硬化的治法是否一样

视神经脊髓炎和多发性硬化是一对孪生疾病，直到近些年，西医才真正认识到视神经脊髓炎是不同于多发性硬化的独立疾病。两种疾病的急性期都用激素冲击治疗，但缓解期的免疫修饰治疗则有所差别。

根据我们多年的临床研究，多发性硬化和视神经脊髓炎的中医药治疗大同小异，可以用异病同治概括之，并在治疗方面均有显著优势。

将多发性硬化与视神经脊髓炎病例进行比较分析，发现多发性硬化及视神经脊髓炎患者大部分以感觉、视觉和运动障碍为就诊即时症状。从中医辨证角度看，多发性硬化，有肝肾阴虚、脾肾阳虚、阴阳两虚、脾气不足、痰热瘀阻等证型，主要涉及肾、肝、脾三脏，病位在脑与脊髓；视神经脊髓炎则以肝肾阴虚多见，治疗以补肾为核心，兼顾他脏，实则泻之，虚则补之。视神经脊髓炎由于涉及视神经病变较多且重，故治肝也是重要的环节（肝肾同源、乙癸同源）。多发性硬化本虚以肝肾阴虚、脾肾阳虚为主，脾肾阳虚较视神经脊髓炎多。两种疾病邪实均以痰、瘀、湿、热等合而为患。其中肝肾阴虚和痰瘀内阻的病理机制在多发性硬化和视神经脊髓炎患者中具有普遍性和代表性。所以，在对这两个病的中医辨证论治中，始终围绕肝肾阴虚、痰瘀内阻这个核心病理环节，以滋补肝肾、化痰活血为主，病证兼顾，结合虚实补泻、标本缓急，因而能较好地改善症状，减少复发，促进神经损伤的修复，提高患者的生活和生存质量。

概言之，从中医角度看视神经脊髓炎和多发性硬化的辨证治疗大方向一致，而具体辨治则各有侧重。

▶ 45. 视神经脊髓炎急性期能否用中医药治疗

视神经脊髓炎急性期治疗以减轻急性期症状、缩短病程、改善残疾程度和防治并发症为目的。西医主要用激素冲击、血浆置换、丙球静滴及激素联合免疫抑制剂治疗等，在西医常规治疗的同时，配合中医药辨证治疗，发挥中医药的优势，辅助西药以缓解患者临床症状，有效且必要。

如肢体运动感觉障碍及二便障碍等，配合中医辨证论治，其恢复较单纯西医治疗快。尤其是感觉障碍，西医没有相应的药物，而中医通过活血化瘀、破血逐瘀、藤类药舒筋活络、虫类药搜邪剔络，以及益气活血药以调和营卫、荣筋通络等，均能取得较好的疗效。对大便困难，中医也能药到症减，缓解患者的痛苦。

急性期激素用量大，会出现很多的副作用。如颜面及躯体痤疮、化脓性热疖，严重者胸部、背上、脸部满布，年轻女性患者尤其在意。用患者的原话："不敢照镜子，不敢见人。"可见，对患者心理的打击是巨大的。对此，配合中药清热解毒、清热泻火或者运脾化湿治疗，可以有效减轻颜

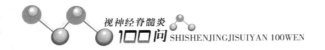

面或者躯体的痤疮，尽可能保护年轻女性患者的容颜，减轻心理打击。

此外，肝功能异常、白细胞异常升高患者，使用中药治疗也有较好作用。急性期症状多，病情重，患者会表现出对疾病的恐惧，对未来丧失信心，导致失眠，甚至整宿难眠，并出现焦虑或抑郁。中医药能够有效地调畅患者情志，安神定志，从而帮助患者渡过激素冲击这个难关，增强患者战胜疾病的信心。

▶ 46. 中医药治疗视神经脊髓炎的机理是什么

视神经脊髓炎的治疗，到目前为止还没有一种特效药，不论是激素、血浆置换、单抗或者免疫抑制剂，都是针对疾病发病机理的某个方面，有一定的疗效，但不是通过一次治疗就能彻底控制，永不复发。这也说明了这个病的复杂性、顽固性，也是积极采用中医药治疗的理由。

视神经脊髓炎是自身免疫性疾病，人体免疫与很多因素有关，而调节免疫正是中医的长处。如《素问·至真要大论》论中医治病说："谨守病机，各司其属。有者求之，无者求之。盛者责之，虚者责之。必先五胜，疏其血气，令其调达，而致和平。此之谓也。"所以，中医治病是使人体气血阴阳恢复平衡。阴阳平和，疾病自愈；阴阳平和，不会发病。即《伤寒论》所谓"阴阳自和者，必自愈"。

中医有治未病的思想，无病预防，有病防变。80%的视神经脊髓炎患者有复发缓解的病程，症状控制了，还会复发。如何预防复发，西医用免疫抑制剂、定期单抗或丙球治疗、小剂量激素维持，虽临床有效，但副作用大、费用高。而用中医治疗，相对副作用小，价格便宜，大多数患者有能力支付。长期进行中医治疗，不但能减少复发，而且还能持续改善症状，预防神经损伤的持续加重，这就是既病防变，防止疾病从稳定向复发、从轻症向重症的转化。

　　临床表明，中医药治疗视神经脊髓炎在缓解临床症状及减少复发上具有潜在优势。视神经脊髓炎属于脱髓鞘疾病，脱髓鞘疾病的本质是中枢神经系统的神经元髓鞘脱失。由于很多试验无法在人身上开展，我们利用实验性变态反应性脑脊髓炎动物模型（EAE）进行实验，这种模型能够充分反映中枢神经系统内的脱髓鞘病变。发病后的 EAE 小鼠的大脑内髓鞘结构松散变形，层状结构发生了发丝样改变，这就产生了脱髓鞘疾病。而患者在服用中药后，髓鞘病变得到有效改善，虽然仍然与健康组有差异，但其病理有了显著的改善，髓鞘脱失得到有效的控制，这也说明了中医药治疗脱髓鞘疾病本质也就是髓鞘保护和髓鞘再生。

▶ 47. 针灸防治视神经脊髓炎复发的机理是什么

　　针刺治疗是一种最为直接的、针对局部与整体的干预方式。针灸治疗视神经脊髓炎以调神为要，补益肝肾贯穿疾病始终，阳明经、督脉、华佗夹脊穴都为常用的取穴配伍。针对视神经脊髓炎的针刺治疗，其理论基础多源于"诸髓皆属于脑""治痿独取阳明""督脉生病治督脉，治在骨上，甚者在脐下营""督为阳脉之海"等，主要通过调整督脉、足太阳膀胱经、足阳明胃经以协调阴阳之气，取穴集中在头部、眼周、脊柱、下肢等部位，主要目的是以提高视觉功能和改善肢体运动功能为主。康复治疗对于恢复期患者肢体功能的恢复意义较大，能显著提高患者的生活质量。

　　现代研究表明，针刺具有协调局部血管平滑肌功能，抑制及调节免疫炎症反应（减少促炎细胞因子如 TNF-α、IL-6，增加抗炎细胞因子）、促进神经传导修复等作用。其中调节机体免疫可能是针灸预防视神经脊髓炎复发的关键。

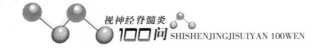

48. 中药提取物雷公藤多苷治疗视神经脊髓炎是否有效

雷公藤多苷就是雷公藤根部提取物精制而成的一种极性较大的脂溶性成分混合物，既保留了雷公藤生药的免疫抑制等作用，又去除了许多毒性成分。目前对于其治疗自身免疫性疾病的研究有很多，如类风湿性关节炎、系统性红斑狼疮、原发性干燥综合征、多发性肌炎、皮肌炎等。对于自身免疫性疾病，西医治疗以激素和免疫抑制剂为主，而雷公藤多苷具有祛风除湿、活血化瘀、抗炎和免疫抑制等功效，可作为一种自身免疫抑制剂治疗。研究表明，雷公藤多苷对炎症过程中血管通透性增加、炎症细胞趋化、炎症介质产生和释放及炎症后期的纤维增生等具有明显的抑制作用。目前虽然还没有雷公藤多苷治疗视神经脊髓炎的相关临床研究，但有实验研究发现雷公藤多苷联合地塞米松可发挥治疗实验性变态反应性脑脊髓炎（EAE）小鼠的作用，抑制相关炎性因子的表达，对改善 EAE 小鼠的临床症状具有一定的治疗意义。

对于视神经脊髓炎来说，雷公藤是一味具有潜在治疗作用的药物，值得进一步研究。

49. 中西医结合如何治疗视神经脊髓炎

视神经脊髓炎是一个长期甚至可以说终生需要关注的疾病，一旦确诊，要有一个长远的治疗规划，不能消极应对，就事论事，得过且过。

现从中西医结合角度提几点建议。

（1）急性发作期：西医治病，中医治症。意思是，要根据病情需要选择激素、丙球、血浆置换等治疗方法，迅速抑制炎性反应，控制疾病，阻止疾病继续发展。一旦有视神经损伤、视力急剧下降，要当机立断，不能贻误战机。这时怕激素使人发胖、激素使股骨头坏死加重，甚至女孩为了美丽，害怕激素会毁了自己的容颜的担心可以理解，但与眼睛失明相比，这些都不值一提。激素有副作用，但非人人如此，况且这时激素能救急、保视力。因为错过了时机，再想恢复视力，难度要增加百倍甚至是不可能的。而这些副作用是可以尽量减少，后期可以通过其他药物、治法进行弥补的。急性期配合中医治疗，可以改善失眠、烦躁、便秘等由炎症或者西药所带来的症状，使人舒适，平安度过疾病的急性期。当然，我们在研究中也发现，中医治疗还可以减少炎症因子，增加抑炎因子，但从力量对比上，不如西医强，不如西医更有针对性。

（2）缓解期：中医治病，西医辅助。西医既往在缓解期没有特殊治疗，随着免疫抑制剂的出现，也越来越重视缓解期的治疗了。缓解期持续用中医治疗，可以最大限度地恢复人体的免疫稳态，使亢进得到抑制，不足得到提高，这便是中药调阴阳、气血、脏腑功能的作用，使人体恢复既往的平衡，也是中医的长处。而西医的治疗还是抑制，至少保持原来"镇压"的态势，这不是真正人体本来的状态。

中西医有机结合，弥补了两者的短板，西医弥补了中医的慢，而中医的双向调理则弥补了西医单向抑制。此外，中医的治疗解决了西医的诸多副作用，如疲劳、脱发、股骨头坏死、严重的痤疮、失眠、便秘，以及大剂量或不合理的激素使用所造成的激素性糖尿病、高血压病、肝功能损伤等。当然，中药的使用也需要根据病情不断地调整，否则长期的服药会伤胃，不当的药物使用也会影响肝肾功能。

总之，中医治疗在改善症状的基础上，着力调整机体的免疫功能，努力恢复免疫稳定，以保持人与病长期平安相处的状态。中西医结合能减少复发，增强疗效，改善神经功能，最大限度地提高患者的生活或生存质量，岂不美哉！

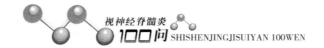

50. 中医如何治疗本病的痛性痉挛

视神经脊髓炎患者往往在撤减激素的过程中出现痛性痉挛，发作的频次、程度及部位常常与病灶大小、病位等有关。西医常常用加巴喷丁、卡马西平、奥卡西平等缓解疼痛和痉挛，但有时疗效有限。

中医辨证论治，常考虑以下方面：痉挛与肝关系密切，痉挛系中医的动风。肝主筋，筋急而风动。为何筋急，因为肝之阴血不足，筋失所养，所以要养肝之阴血而息风。养肝阴用杞菊地黄汤为主，养肝血用四物汤。

此外，热盛伤筋，筋急而抽搐，如《素问·痿论》"肝气热，则胆泄口苦，筋膜干，则筋急而挛，发为筋痿"。此时要清热，要凉肝，如夏枯草、龙胆草、黄芩、牡丹皮、焦栀子等。缓解痉挛，可以适当考虑藤类药（青风藤、海风藤、鸡血藤、忍冬藤、络石藤、夜交藤、钩藤等）、虫类药（全蝎、蜈蚣、僵蚕、地龙、白花蛇、蕲蛇等）、祛风通络药（羌活、独活、防风、秦艽、川芎等）。这些药物能舒筋通络、祛风止搐，有利于更好、更快地缓解疼痛和痉挛。

51. 中医如何辨证用药治疗本病的感觉障碍

感觉障碍常常表现为温度觉的减退或消失、痛觉的减退和增强，以及麻木、放电、针刺痛、虫蚁感、烧灼感、束带感等。

温痛觉的减退或消失，属于中医脾肾阳虚。治疗应温补脾肾阳气，佐以温经通络。

痛觉的敏感属于寒凝血瘀，《内经》上讲"寒气入经而稽迟，泣而不行"，治宜温经活血。

麻木，古人称为死肌，即皮肤肌肉对外界刺激无感觉。中医认为，此系湿痰死血阻滞或为荣血不足，前者宜祛痰活血，后者要补益营血。

放电感常系瘀血滞络，瘀血化风，治当活血通络，佐虫蚁通络之品。

虫蚁感常为营卫不和或营虚或卫虚，治当补益营卫、调和营卫，如桂枝汤、黄芪桂枝五物汤。

烧灼感或责之郁火，或系相火所致。郁火属实火，治宜发散结合清泄，火郁发之，清热泻火，如四逆散加牡丹皮、地骨皮、桑白皮、焦栀子；相火宜补益肾水，即引火归原，导龙入海，如知柏地黄丸。

束带感有不同的原因，如血瘀、寒凝，或者气滞、痰阻，治疗当祛邪，分别予活血、温散、理气、化痰。

▶ 52. 中医如何治疗视神经脊髓炎患者的月经紊乱

视神经脊髓炎患者绝大多数为青年女性，30 岁左右是高发年龄。患者或因平素有月经不调，或因使用激素、免疫抑制剂等导致月经失调，故临床中月经紊乱颇为常见。医生要详细了解其开始的原因和时间，以使治疗更加有的放矢，如是否有多囊卵巢综合征、卵巢功能早衰等，必要时请妇科医师进行诊治。

结合四诊信息进行辨证论治。月经紊乱，包括月经先期、月经后期、月经先后无定期以及月经量过多、月经量过少、经期延长等。调理月经应审证求因，不可见症治症，一味地活血或止血。月经不调的主要病因有寒热湿邪侵袭、内伤七情、饮食不节、劳倦过度、房劳多产和体质因素。主要病机是脏腑功能失调，气血不和，冲任二脉损伤以及肾-天癸-冲任-胞宫轴的失调。郁怒伤肝，疏泄不及，气机不畅，出现月经延后、经量减少，以及小腹、胸胁、乳房胀痛，可用逍遥散、乌药汤加减以疏肝理气调经。脾气虚弱，统血无权，冲任不固，可见月经先期、量多色淡；脾虚气血生化乏源，营血亏虚，也可出现月经周期延后；脾虚中气不足，出现神

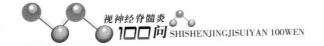
疲倦怠、气短懒言、小腹空坠，选用归脾汤、大补元煎加减；如月经或提前或延后，量少色淡，腰膝酸软，头晕耳鸣，肢体麻木属肾精亏虚，选用当归地黄饮加减。调理月经要注意按患者个人周期特点用药，基本原则是经前宜疏泄以帮助月经来潮，经后宜补益以促进血海充盈。

经期部分患者症状加重，通过调理月经，改善月经期前后的不适症状，可以明显提高本病患者的生活质量。

▶ 53. 儿童患者如何服用中药

中药味道酸苦，成人有时都不能适应，更何况是儿童。因此，儿童不喜欢喝中药是情理之中的。如何让孩子接受中药，而且在较长时间里坚持吃药，做好思想工作极为重要。对于稍大的儿童，要给他（她）讲道理，"良药苦口利于病"，培养孩子喝药不怕苦的精神，逐步养成自觉吃药的习惯；服药可以用吸管，减少中药与舌头的接触面积，苦味就会减少。对较小的儿童，在不影响药效的前提下，可以适当加入白糖、冰糖等甜味品调和，少量频服。较小的孩子拒喝中药时，可以选择固定住孩子的手和头，用小汤勺将药液放到舌根部，使孩子自然咽下；或者使用奶瓶喂药，但千万不要捏鼻子灌药，以防呛咳。如果孩子较大，可以取2~3滴生姜汁（舌红无苔者不能加）滴在孩子的舌面上，减少服药时恶心呕吐；如果孩子较小，可以在喂药后将孩子竖抱起来，轻拍孩子背部，让空气从孩子胃内排出。这些方法都能很好地避免在孩子喝药时出现恶心呕吐。当然，在给儿童喂药时，要有耐心，不要急于快速喂完。

回到中药本身，开方的医生也要考虑儿童服药的特殊性，处方切忌大、味道杂而怪，要学习张仲景桂枝汤组方思想，尽量用少量甘草、生姜、大枣来调和，改善药物的味道；同时调和脾胃，不至于服后反胃，让儿童能够欣然接受。

▶54. 妊娠期患者吃中药对胎儿有影响吗

中药对人体的毒副作用小是其主要优势之一。对于妊娠期的中医药治疗，《素问·六元正纪大论》中这样记载："黄帝问曰：妇人重身，毒之何如？岐伯曰：有故无殒，亦无殒也。帝曰：愿闻其故，何谓也？岐伯曰：大积大聚，其可犯也。衰其大半而止，过者死。""有故"，即指有病。孕妇有病灶，就可以治疗，可以结合患者症状的轻重，酌情用药。"衰其大半而止"，则是指适度用药，针对病之大小轻重程度用药，不可过度，防止药物毒性随着药物用量的增加而增加。中医传统妊娠用药禁忌也要重视并遵循，确保妊娠期选药用药的安全。在妊娠期患者的处方用药上，应该将传统认识与现代研究相结合，既治好病，又不伤及腹中的胎儿。

▶55. 儿童患者用中医治疗要注意什么

儿童视神经脊髓炎的发病人数少，其病因、病理、诊断、治疗和预后还存在很多争议。儿童视神经脊髓炎与成人不同，其水通道蛋白 4 的阳性率高。从影像上来说，其脊髓、脑病灶没有成人典型。儿童发病急，症状重，但由于儿童神经可塑性强，往往修复快，预后良好。

中医学认为，儿童的生理病理特点是稚阳之体，肝常有余，脾常不足，易虚易实，易寒易热，脏腑娇嫩，处于生长发育阶段。其用药要根据儿童的特点，切忌照搬成人的经验。临床应按照年龄，减量使用；注意疏肝健脾，顺应肝脾功能特点；药物忌大寒大热之品，以免损伤阳气或阴津。不能为了防止感冒，动辄使用清热解毒之品。因为苦寒之品容易损伤脾胃，而脾胃乃后天之本，是儿童生长发育的主要动力，保护脾胃对儿童生长发育至关重要。由于视神经脊髓炎需要较长期服药治疗，其间要时时

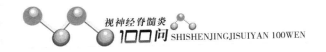
照顾脾胃，保护脾胃功能，不能因补益滋腻而碍胃，不能因寒凉过度而伤脾。同时要知道，是药三分毒，对儿童用药更要慎重。处方要勤调，适当加入生姜、大枣来保护脾胃，改善口味，增加患儿的依从性。症状稳定后，可以有规律地间隔服药，或者适当停药，以恢复脾胃的功能。

此外，可以针药结合，在药物治疗基础上，充分结合针灸治疗，激发经气活力，激发儿童自身的恢复能力，有助于促进视神经脊髓炎患儿的康复。

▶ 56. 中医药对于视神经脊髓炎患者激素撤减有何作用

中医药治疗视神经脊髓炎，有助于髓鞘修复，可改善临床症状，调节机体细胞免疫和体液免疫功能，促进免疫平衡的恢复。中医治疗与西医治疗的最大区别在于，中医不是单纯地抑制或者促进，而是着重在调节免疫，以恢复机体免疫的稳态；而西医则以抑制免疫为主。经过中医药治疗后，机体稳态，症状变化就小，疾病就稳定，撤减激素时的症状波动就不明显。所以，我们通过较长期的中医辨证论治，能使绝大多数患者按时稳步减撤激素；通过改善患者体质，能减轻、减少激素的副作用，如缺钙、骨折、股骨头坏死、柯兴征等；减少患者感冒和感染的机会，降低激素减撤过程中的复发风险。临床上这样的例子很多。如某患者因为减撤激素而复发住院 5 次，后用中医治疗了 10 个月，顺利撤除激素；之后又坚持中药治疗 2 年，迄今已 14 年没有复发。

▶ 57. 如何看待中药和激素之间的关系

中药与激素之间的关系并不冲突，二者各有特点，相辅相成，共同的目标就是治疗和缓解疾病，减轻症状，减少疾病复发。

急性期主用激素，通过其快速的作用，尽早缓解症状，减轻炎症反应，促进神经损伤的修复；中药则配合参与，辅助激素，但不能代替激素"横刀立马""立竿见影"的作用。缓解期治疗则是中医中药的强项，中医通过辨证论治可以在减少复发的同时减轻临床症状和神经损伤，减少服用激素所造成的毒副作用，发挥持久有效的免疫调节作用。激素减撤时，患者症状反复，中医帮上一把，以减轻减撤激素引起的不适，达到平稳减撤。临床上，一些患者用小剂量激素维持，结合免疫抑制剂长期服用，就会出现免疫功能低下，如血白细胞低下而反复感冒、反复泌尿系感染，处于复发危险边缘。改用中药后，这些问题就解决了。因为中医是免疫调节，是双向调节，能使强的变弱、弱的变强而恢复平衡，跟西药一味地抑制有明显不同。因此，不应将二者关系对立化。

临床上有两种倾向：一种是有人竭力反对使用激素，将激素视为"洪水猛兽"，肆意夸大中医治疗作用和激素的副作用，吓唬患者；更有少数年轻女性患者，害怕激素的副作用，比如使人发胖、满脸痤疮、改变容貌而拒绝用激素，从而错过了激素冲击治疗的最佳时机，导致神经功能不可逆受损。另外一种是某些西医医师，竭力反对使用中医中药，认为中医中药无效，甚至有害；或者认为其有效机理不清，妨害西医的治疗。这两种观点都是不对的，都是主观偏见，没有替患者着想，最终受害的还是患者。负责任地说，中西医有机结合是治疗视神经脊髓炎的最佳选择，这是我们长期临床实践得出的结论。

总之，中医药在治疗视神经脊髓炎中的作用：急性期是参与，辅助激素；恢复期则是主力，参与神经损伤的修复，使症状尽可能减轻、减少；稳定期，则完全可以替代激素和免疫抑制剂，起到保驾护航，防止复发的重要作用。对于稳定时间长的患者，能坚持中医治疗，就可以停用激素和免疫抑制剂。

当然，两者如何有机结合，还需专业医师指导。平时在口服西药时，

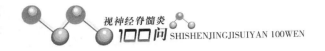

应尽量避免与中药同时服用，间隔半小时以上为佳。

▶ 58. 中医药治疗视神经脊髓炎的疗程多长，中间可以停药吗

中药治疗没有明确的疗程概念，因为中药是在辨证的基础上，选择了合适的药物组成的处方来纠正人体因为视神经脊髓炎而产生的种种症状。所以，原则上只要症状存在，治疗就要继续，而且不断调整处方，随症加减。

视神经脊髓炎也属于自身免疫性疾病的一种，我们根据以往对多发性硬化的临床实践和研究，提出中医治疗多发性硬化至少需要5年时间，才能使免疫功能逐渐平稳。视神经脊髓炎的中医药治疗也可以借鉴这些经验，服药的时间最好长一点，这样对调节免疫失衡有帮助。切忌一没有症状就马上停止治疗，这样极易复发。等复发了再服药治疗，就为时晚了。我们的经验是：坚持服药，事半功倍；被动治疗，则事倍功半。这也是中医治未病的意义所在。

当然，长期服用中药汤剂有一定难度，病情稳定后，可以隔天服用1剂或者服2天停服1天，使肠胃有时间休息调整。也可以将处方做成丸剂，便于长时间服药。

视神经脊髓炎好比长了第三只眼睛，时时偷窥着你，一旦被"它"找到机会，就会对你下手，即发病，其复发率比多发性硬化还要高。因此，坚持服药，时时调整心态，让病对你奈何不得，无机可乘，这是中医治疗的意义所在，也是中医治疗没有用药疗程的理由所在。

▶ 59. 长时间服中药的患者如何保护好胃

（1）服药时间有讲究：服药有饭前、饭中、饭后不同时间。很多人认

为，空腹服药效果好，药物容易吸收。但长期空腹服药，容易损伤胃。有人大清早醒来的第一件事就是一杯子药汤，胃还没有睡醒，对药汤如何能接受呢？时间一长，胃就闹情绪，要罢工，出现胃痛胃胀、药后反胃等症状。因此，长期服药，建议改在饭后半个小时到40分钟服用，这时胃中食物没有完全排空，有少量食物保护着胃，药物对胃不造成刺激与伤害，从而减轻中药对胃的影响。

（2）讲述病情要全面：患者如果胃不好，可以提前告诉大夫，大夫处方用药时就会酌情考虑，少用伤胃的药物或者在处方中加入护胃药物，如砂仁、木香、苏梗、藿梗、陈皮、香附等。

（3）服药饮食有禁忌：吃中药时，更要注意不吃寒凉之物。大家知道，胃主受纳食物，好比炉灶上的锅，要煮的食物装在锅里，锅里的食物要变熟，条件是炉子生火。我们吃的食物全在胃里，如果老吃寒凉食物，寒凉损伤胃阳，阳没了，就好比火没了，食物就无法消化，滞留在胃中，产生种种不适症状，这也就影响服药的效果。多吃油腻食物，胃就增加负担，难以消化，时间长了，胃也难以支撑。辛辣食物如饮酒、羊肉串、辣椒等，更是直接刺激胃黏膜，消耗胃中津液，导致胃痛、便秘等症状。所以，服药期间一定注意不能因为饮食而伤胃。我们可以适当进食养胃的食物，如小米粥等以保持胃的良好状态，有利于中药的吸收。

（4）心情愉快不能忘：服药期间保持心情愉快、劳逸结合，这对胃也是有好处的，有利于中药发挥作用。

（5）按时调方很重要：切忌一个处方服药时间过长，否则就背离中医辨证施治的宗旨。

长期服中药治疗，难免影响胃，故时时护胃极其重要。如煎药时，加入生姜适量保护胃；喝药不要凉喝，以免伤胃；也不能将塑料真空包装的凉药（冷藏）放入开水中，稍热即喝，这样容易引起胃满胃胀，应该将药汁倒在锅中，重新热开再喝。

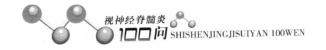
▶ 60. 中药治疗视神经脊髓炎有科学依据吗

经常有患者反映，说有些西医大夫告诫他们，不让吃某某中药，以免引起疾病的复发。在中医讲经验、西医讲证据的时代，这些话缺乏科学的依据。我们也通过实验，研究了六味地黄丸、左归丸、右归丸、金匮肾气丸等多个中药的补肾名方，发现都有很好的免疫调节作用，能减轻模型动物的病理反应，减轻神经损伤，改善神经功能评分，减少或者延长复发时间。我们对几种常用中药，如大黄、地黄中的主要成分也做了实验研究，得出相似的结论。下面就对临床上使用频次高的几味中药的免疫调节机理做一小结。

（1）柴胡：药理活性主要为柴胡皂苷，临床在神经系统、心血管系统、抗肝肺肾纤维化、抗肿瘤、抗病毒等方面均具有免疫调节作用。研究还发现，柴胡皂苷与黄芩合用后，其抗氧化、清除过量自由基能力加强，可改善脑缺血再灌注损伤。此外，柴胡还具有镇静、镇痛、抗癫痫作用。

（2）黄芪：是我们治疗这类疾病常用的一味中药，辨证施治时也常作为君药，是一味著名的补益性中药，有补气升阳、益气固表、托毒生肌、利水消肿之功效，近年来被广泛用于治疗癌症和其他免疫系统疾病。研究发现，黄芪具有双向免疫调节活和抗炎作用。

黄芪对中枢神经系统免疫性疾病以外的其他免疫性疾病，比如关节炎也有很好的疗效。黄芪的双向免疫调节机制在于对免疫性疾病可以减少其免疫的过度激活而抑制其发病，对于免疫系统受损的疾病可以增强其抵抗力，癌症及感染性疾病就是很好的例子。

由此我们看到，黄芪具有免疫刺激和免疫调节双向活性以及抗炎作用，广泛应用于治疗免疫系统疾病。在临床辨证施治中，黄芪与多种药物配伍用于治疗气虚、气虚血瘀、气血两亏、气虚痰瘀等证，疗效满意。

（3）地黄：是我们治疗视神经脊髓炎的常用药。临床上，地黄分为鲜地黄、干地黄（下简称生地）、熟地黄。鲜地黄性寒，具清热生津、凉血止血功效。生地性凉、味甘苦，具清热凉血、养阴生津的功效。熟地黄性温，具滋阴补肾、养血补血、益精填髓的功效。我们经常把生地与熟地黄合用，目的是补肾阴、益肾精。

视神经脊髓炎谱系病患者常会伴有不同程度的肾阴亏虚和肾阳不足症状，中医认为其病机多肾虚为本，辨证施治时加补肾中药，具有较好疗效。常用补肾益髓汤、六味地黄丸、地黄饮子、金匮肾气丸等方加减治疗，以减轻激素副作用、调节机体免疫、改善机体炎症反应、改善患者神经功能缺损症状及提高患者对外界的适应能力等。实验研究表明，地黄能改善实验性自身免疫性脑脊髓炎（EAE）小鼠的临床症状和评分，降低EAE的发病率，促进恢复，缩短病程。其减轻EAE小鼠中枢神经系统炎症反应和髓鞘脱失，可能是通过调节细胞免疫系统来防治。

地黄的主要成分梓醇对EAE小鼠有较强的神经保护作用。研究还发现，地黄具有双向免疫调节活性和抑癌抗炎作用，从而参与维护机体的稳定。梓醇配伍大黄酸（大黄的主要成分之一）能改善EAE小鼠的临床症状和神经功能评分，减轻炎症反应和病理改变，缓解EAE小鼠髓鞘损伤。所以在临床治疗中，常应用补肾益髓胶囊，取其地黄与大黄补泻相配之意。

（4）大黄：是一种常用的传统中药，始见于《神农本草经》，素有"将军"之称。在临床中，常用大黄来通导大便、消除积滞、荡涤实热、攻逐水饮积聚。其药理作用广泛，而抗炎、免疫调节等与多发性硬化密切相关，近年来被广泛用于治疗癌症和其他免疫系统疾病。研究发现，大黄具有双向免疫调节活性和抗炎作用。

我们常用酒大黄治疗视神经脊髓炎，一则活血行血，一则降浊导滞，使气机得以通降，而给痰瘀以出路。

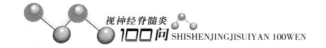
大黄含有大黄素、大黄酸、大黄酚等活性成分。其中大黄素被认为是大黄免疫调节活性中最重要的成分，可以改善机体炎性病理变化。大黄素不仅可以抑制机体的炎性反应，而且还可以提高抗氧化能力。用大黄素治疗 EAE 小鼠，可显著减轻神经功能评分，平衡氧化应激，显著减少 EAE 小鼠中枢神经系统的脱髓鞘和炎性浸润。

大黄中另一重要成分大黄酸，可抑制相应靶蛋白的表达，阻碍炎症信号通路的传播，降低下游靶基因的表达，从而发挥抗炎作用。此外，大黄对中枢神经系统免疫性疾病以外的其他免疫性疾病，比如关节炎、银屑病等也有很好的疗效。大黄的有效成分可减缓机体的炎症反应，对诸多免疫系统疾病均有广泛作用。

▶ 61. 中药代煎、颗粒剂、汤剂哪个更好，自己加工成药粉或者做成丸药可以吗

煎药看似简单，但实是手艺。煎药有道道工艺，如先煎、后下、包煎、另煎、冲服、烊化、泡服，样样有讲究，都应严格执行煎煮操作规程，不可随意简化，以保证方药的安全及疗效，故务必遵医嘱。

中药煎煮还是一个减毒增效的过程，也是药物相互作用的过程，有利于药物有效成分的充分溶出，达到有效浓度，减少毒副作用，更好地发挥药效。学会煎药是对名医处方的尊重，是取得好的治疗效果的重要环节。煎药过程是您全神贯注投入的过程，就好像韩国电视剧《大长今》中演示的那样，煎药是一件神圣的事，要在洗漱后，伴随着音乐而认真操作完成。

对于现代白领而言，不会煎药甚至不愿煎药者不少；或因为工作繁忙，没有时间煎药，从而选择代煎，实属无奈。当然，随着煎药机的改良，代煎也有了先煎、后下，越来越接近人工煎煮，唯一的缺陷，就是缺

少了您全身心投入的那种奇妙感受。代煎的药是冰冷的，是没有温度的，而自己煎煮的药则蕴藏着您的情感，是有温度的。因此，服药后的感觉也是不一样的。煎煮时加入几片生姜，加入一枚大枣或者一段葱白，代煎是难以做到的，因为这些药引子必须自备，药店没有销售。当然，时代在进步，社会在发展，代煎为广大患者带来很多的便利，同时代煎真空包装，也便于药物储藏保质。

颗粒剂更为许多白领接受，使上班服药更方便，也为自己或者家人节省更多的时间。经常出差者，颗粒剂也是不错的选择，携带方面，又不要冷藏保存，还免去诸多因汤汤水水不能乘飞机等不便。当然，如果有时间，还是自己煎药更好。

临床使用颗粒剂好，还是代煎好，或自己煎药好，相信大家看了上面的介绍，已经有了答案。

此外，还不能忽略饮片的质量问题。汤药是用饮片煎煮而成，而饮片质量是汤药是否有效和疗效好坏的关键。各地饮片质量参差不齐，而颗粒剂差异要小些，用不好的饮片煎煮的汤药未必比颗粒剂好，但优质饮片煎煮的汤药肯定优于颗粒剂。

如果将煎煮的中药拿去打粉直接服用，一是大大减少了药物的用量，二是没有药物煎煮过程中的相互作用，疗效肯定受到较大影响。打粉中药根据粉碎程度，有粗细不同，原则上粗粉还要煎服，不能直接服用，否则长时间服药会伤胃；极细的细散，如果量不大，可以用热水直接冲服，但也不宜久服。如果病情特别稳定，可以采用煮散剂的方法，既减少了药材消耗，又可减少费用，并节省煎煮时间。

对于没有症状，或者症状很轻，已经数年没有复发的患者，或者因为经济原因，长期每天一剂汤药难以承受，可以将汤药改为丸药，这样既可以减少用量，也能减轻经济负担，以求缓效而持久。

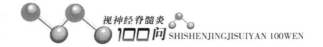
62. 患者服中药在什么情况下需要加用生姜

生姜是解表散寒、温中止呕、温肺止咳、解鱼蟹毒之要药，目前的科学研究未发现生姜有明显的毒副作用。在辨证论治过程中，常兼顾脾胃调理。盖脾胃为后天之本，气机升降之枢纽，气血生化之源。视神经脊髓炎是慢性疾病，需要中药长期调治，而长期服药容易影响脾胃，一旦脾胃出了问题，就会造成治疗不能连续，疗效不能保证。因此，我们特别强调生姜的使用，即日常煎煮中药的过程中，加入 3~5 片生姜同煎，有助于其他药物有效成分煎出，减轻恶心、呕吐等胃肠不良反应，减少药物刺激影响脾胃正常运化功能，有助于药物吸收，确保治疗收到预期的效果。

生姜就是做菜用的鲜生姜，纵切如一元钱硬币厚薄，连皮即可。当药物用凉水浸泡时放入，一同浸泡、煎煮，每剂药用 3~5 片。具体使用可以因人而异，服药时呕恶明显者，可以适当加量。

63. 视神经脊髓炎患者的肢体疼痛痉挛可以改善吗

视神经脊髓炎患者存在脊髓或脑干病灶时，常出现肢体或面部的强直性痉挛，多伴放射性、异常性疼痛，也称痛性痉挛；还有患者在被动屈颈时会诱导出刺痛感或过电样感觉，自颈部沿脊柱放散至大腿或足部，称为内侧纵束综合征（Lhermitte 征）。急性发作期后，患者的神经缺损症状可部分恢复，但肢体疼痛痉挛多恢复较慢，西医需应用卡马西平、奥卡西平、巴氯芬、加巴喷丁等药物治疗，同时辨证应用中医药滋阴息风、平肝潜阳、活血通络、虫类解毒剔络等治疗，常可获得较好的疗效。也有部分患者的疼痛伴发心因性因素，应注意对患者的心理疏导。或者用经颅磁刺激治疗有效。

总之，肢体痛性痉挛通过中西医治疗是可以逐步缓解的，并最终完全治愈。

64. 视神经脊髓炎患者肢体麻木可以改善吗

麻木是视神经脊髓炎患者常见的感觉异常表现之一，多因急性脊髓炎损伤脊髓，导致感觉传导通路受损引起。急性横贯性脊髓炎导致双侧感觉障碍，并多伴有根性疼痛、痛性痉挛和 Lhermitte 征。急性期后，脊髓肿胀缓解，病灶有所修复，感觉障碍可有不同程度缓解，但麻木缓解缓慢，不同程度、不同部位的麻木感是视神经脊髓炎患者的常见后遗症。西医用 B 族维生素，如维生素 B_1 和 B_{12}（弥可保）等治疗以营养神经，但效果有限。

中医认为，麻木是因为皮肤、肌肉得不到气血正常营养而产生的异常感觉，与营卫功能异常及血虚、痰瘀有关。临床上辨证应用通调营卫、健脾养血、活血化痰等药物治疗，可以使症状得到有效改善，甚至完全消失。针灸可以通过局部取穴或者辨证取穴，疏通经络，运行气血，也可以有效地缓解麻木。

65. 视神经脊髓炎患者运动障碍如何治疗

视神经脊髓炎反复发作，常造成运动障碍，少数首次发病便留下运动障碍。运动障碍恢复主要有以下方法。

（1）康复治疗：现代康复治疗，要在医师指导下，进行系统正规的康复训练，有助于站立、行走、姿势、步态等方面的改善。

（2）针灸推拿：针灸治疗有助于疏通经络，运行气血，平衡脏腑，从而达到恢复肢体力量及功能的目的。推拿治疗有助于松解痉挛，降低肌肉张力，恢复力量平衡。

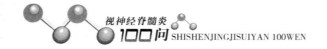

（3）中药治疗：通过调节脏腑功能，活血通络，改善肢体肌肉和骨骼的力量，提高患者的运动能力和耐力。

早期的运动功能损伤，也可以结合高压氧治疗。将这些方法综合运用，可以最大限度地促进损伤神经的修复，改善运动能力。

66. 中医如何治疗视神经脊髓炎的眼睛病变

视觉变化，包括视力减退、色觉改变、视野缩小、复视、眼睑下垂等症，与眼球疼痛、活动受限等均属眼睛的病变。中医首先考虑肝，盖肝开窍于目，故眼睛的病变常从肝治，可疏肝理气或清肝泻火，更多的可以补益肝肾之阴血。盖肝藏血，"目受血能视"，肝之阴血充足，目视清楚。肾精与视力相关，肾精生脑髓，肾精不足，脑髓亏虚，髓海不足，"目无所见"。中医认为肝肾同源，乙癸同源，所以眼病又常常肝肾并治。目为五脏六腑之精所注，故目病又涉及五脏六腑的失调。眼病治肝但不仅限于肝，治脾治五脏也是眼病的常用治疗方法，古人创眼睛的五轮学说，将眼与五脏紧密联系。

（1）视力减退、色觉改变：责之肝肾不足，常滋水涵木，补益肾水而滋养肝木，以杞菊地黄汤出入。

（2）视野缩小：责之瘀血阻络，宜活血通络，通窍活血汤最宜，要用川芎引经，将药物引致病所。

（3）复视：《灵枢·大惑论》认为是精衰所致，故当补肾填精，熟地黄、制首乌、阿胶等首选。

（4）眼睑下垂：与脾气不足，清阳不举有关，常用补中益气汤以升举清阳之气。

（5）眼球疼痛：每与肝火上炎有关。眼球转动不灵，常常因为经络不畅，眼球调节失衡。首选龙胆泻肝汤出入。中医治疗，可以针药结合。虚者补之，如补益肾水、补益肾精、补益脾气，或如足三里穴用补法；实者泻之，如清泄肝火，针刺肝经之太冲等。局部针刺睛明穴等，能调节经络气血，起到明目作用。

（6）视力下降：随证治之。治疗一定要稳准快，错过了时机，将很难康复。

▶ 67. 用中医治疗能改善本病的小便障碍吗

中医认为，膀胱者，州都之官，津液藏也，气化则能出焉。即膀胱储藏水液，为水脏，尿液出于膀胱，但排尿不是膀胱所主，还要经肾的蒸腾气化后，膀胱中的原尿才能变化成尿液排出体外。而负责气化的是肾阳，肾是控制排尿的司令部，中医称为"肾司二便"，主开阖，肾阳好比开关，负责二便的固摄和排出。

视神经脊髓炎患者常见小便频数、尿急、量小，即排尿之间的间隔很短，频频小便，但每次小便又不通畅，要等待，小便排出时无力，要用手按压腹部才能排出；有些患者小便失禁，表现为咳嗽或用力时，小便不自主溢出，或者站起来一走路，小便就溢出；有些不知道何时小便就溢出，有些甚至小便随时溢出、漏出，就好比坏了的水龙头，水一直往外冒。结果导致患者生活不方便，不敢外出，不敢饮水，外出要带尿垫或者导尿，甚至不敢在外过夜等。这些患者常常因为神经损伤而对膀胱肌肉的收缩和舒张、兴奋和抑制异常，导致小便障碍。膀胱超声可以显示患者膀胱残留尿量明显增多。残留尿多，只需喝一点水，膀胱就兴奋，发出排尿指令。

中医治疗在肾与膀胱，常通过补肾以恢复肾之蒸腾气化、司膀胱开阖的功能。也可以通过直接治疗膀胱，起到相关作用，如用五苓散温阳化气而利尿。膀胱湿热，尿频而急痛，则清利膀胱湿热，用八正散。也可以结合针灸，促进排尿，改善神经源性膀胱功能。

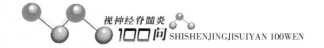

针灸局部取穴，如八髎穴能改善神经源性膀胱漏尿；神阙、关元艾灸，直接灸、间接灸均可，适合自我操作，对改善膀胱功能有一定的疗效。此外，膀胱功能治疗仪取膀胱周围与尾骶部穴位，借助电流刺激治疗，也有一定的疗效。

对于膀胱功能障碍，患者应保持良好的心情和规律的作息，注意避免酸性食物的过多摄入。对于运动平衡功能正常者，练习深度下蹲，每天不少于 200 个，可以增加盆腔供血；也可以通过提肛练习，增强排便排尿力量。这些方法可以根据实际情况选择使用。

68. 中医药如何治疗视神经脊髓炎患者的大便障碍

视神经脊髓炎患者大便障碍很常见，主要表现为大便排出无力、大便黏滞不畅、排不干净，或大便干燥、排出困难，或大便多日不排、不刺激无便意等。少数表现为大便固摄不能、排便无知觉、便出不自知；或者大便急，有便意必须立即上厕所，否则就失禁。其原因是脊髓炎损伤脊髓神经，对直肠的调节异常，正常的指令不能上传下达，导致大便障碍。

中医辨证治疗大便障碍，应分清是大便不出，还是失禁。前者宜导之，使之下行畅通；后者宜固之，使之不失禁。当然，大便不出还分虚实。虚多责之脾肺气虚，肺气虚使肺之宣发肃降失司，脾气虚则气之推动无力而大便不行，这就好比河中的帆船，若没有风，船就行驶无力。肾气虚，司开阖异常，只阖不开，大便无法排出。肾阴亏虚，肠道失润，大便艰涩难行，这就像河中水浅，行船容易搁浅。实证多与阳明实热、胃家实有关。胃家实，胃气不降，腑气不通，大便不畅。对于大便失禁，一般都从肾气不固或清阳不升、中气下陷入手，用补肾益气、温肾固脱，如用金匮肾气丸温补肾阳，用补中益气汤升清举陷，增强上托之力量。中医辨证治疗，据虚实权衡。实者泻之，虚者补之；虚实兼有者，平补平泻而调之。务使不伤正气，恢复腑气之通降为度。用药或健脾助运，或益肾润肠，或宣肺和胃，或通腑和胃，以恢复脏腑平衡、通畅大便为目的。

对于便秘，患者在生活上应注意合理饮食，多食用高纤维或润肠作用的食物（老玉米、香瓜、黑芝麻、香蕉等），养成规律排便的习惯，尽量有规律地运动（对于运动功能正常者）。

▶ 69. 中医如何治疗本病的失眠

视神经脊髓炎患者失眠可以用中医治疗。

（1）药物治疗：主要是辨证论治。如心虚胆怯，患者常有惊惕、惴惴不安的感觉，宜养心镇惊、疏肝利胆，用安神定志丸，如用汤剂可加黄金之品同煎；痰热内扰，心神不宁，表现为入睡尚可，但睡眠不实、轻浅，或做梦多、连绵不断，或噩梦纷纭，宜清热化痰、宁心安神，用黄连温胆汤；如心脾两虚，气血不足，常有心悸虚烦、面色少华不泽，宜补益气血、健脾养心，用归脾汤化裁；如瘀血内阻，心神失养，舌边瘀点或瘀斑、舌底静脉瘀紫曲张，以活血化瘀、养心安神，血府逐瘀汤为宜；如阴血不足，心肝火旺，尤其是实证的火热扰心，常常难以入睡，宜滋阴养血、清肝宁心等，用天王补心丹出入；对心烦焦虑，无法入睡，腰酸耳鸣，心肾不交，水火失济者，取黄连阿胶汤意加减化裁，交通心肾，既济水火。

（2）针灸、推拿治疗：针灸根据辨证取穴，结合安神的穴位；耳穴埋豆，时时按压，有助于安神。按摩推拿，也可以梳理经络，流通气血，缓解紧张与疲劳，有促进睡眠的作用。

（3）生活调理：睡眠还要注意睡前的预备工作，即睡前至少半小时停下工作，进入睡眠前模式。可洗热水澡或热水泡脚，或者泡脚时放入安神的中药，听轻缓的音乐，做冥想、气功、八段锦等，切记不要进食、饮

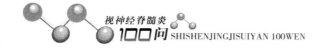
酒、看剧情紧张甚至恐怖的电影电视、玩刺激的游戏等，这样往往会影响睡眠。养成良好的睡眠习惯，是保证优质睡眠的前提和基础。中医认为，"阳入于阴则寐"，所以子时之前睡觉，即晚上 11 点前睡觉，有助于阳入于阴，有助于入睡。过时就不利于阳气入于阴分，容易造成失眠。

70. 中医如何治疗患者出现的心理障碍

抑郁、焦虑、爱发脾气，多与中医的情志调节异常有关，中医从七情入手治疗。中医有七情伤内脏的理论，比如喜则气缓、悲（忧）则气消、恐则气下、怒则气上、惊则气乱、思则气结。七情分属五脏，而以肝在情志调节中最为重要。因为肝主疏泄，疏泄就是调节全身脏腑气机，调节全身气血津液运行。

（1）药物治疗：对于轻度或中度偏轻抑郁、焦虑的患者，中医药根据"结者散之""郁者达之""热者寒之"等原则随证治之。同时用语言开导，精神调摄。因为失眠常与抑郁、焦虑伴随出现，所以治疗用药可参考失眠。临床上，我们常用逍遥散、柴胡疏肝散、越鞠丸、甘麦大枣汤、小柴胡汤、大柴胡汤、柴胡加龙骨牡蛎汤等出入化裁，能取得较好的疗效。也可以用路优泰（圣约翰草提取物、贯叶金丝桃素为其主要成分）、乌灵胶囊，对中轻度焦虑抑郁有较好的疗效。

对于严重的焦虑、抑郁患者，一定要及时采取西药对症治疗，或者中西医结合治疗，效果方佳。常用的药物如镇静安眠、抗焦虑、抗抑郁药等，能有效改善睡眠，缓解焦虑和抑郁状态，缓解临床症状，减轻头晕、乏力等自我不适感觉。

（2）非药物治疗

①自我放松，通过练习呼吸、冥想、气功等放松自己。患者取坐位，坐凳子前 2/3，弯膝 90°、躯干与下肢呈 90°，闭上双眼，意念从头皮到脚

底的每一部分，自上而下，逐渐放松，放空自我，脑子中不想任何东西。

②没有肢体活动障碍，或者身体条件、经济条件许可的患者，可以考虑短期外出旅游，变换日常生活环境，在山川日月的美景中，在天南地北的异域风情中放飞自己，释放情感以减轻负面情绪的压力，改善症状。

③针灸、理疗等能帮助改善睡眠，缓解焦虑、抑郁、失眠等；针灸、推拿等方法也可以缓解疲劳。在前期对多发性硬化疲劳的研究中，我们发现针灸能降低患者血中白介素6水平，类推其对视神经脊髓炎患者也应该有效。

④管控不良情绪。首先，不要把不良情绪憋在心里，要通过适当的途径宣泄出来，比如设宣泄室，通过体力支出、喊叫等方式排出不良情绪，也可以找亲人、朋友聊天抒怀；可以通过购物、逛街调节情绪，或者听舒缓的轻音乐、看肥皂剧以缓解不良情绪。其次，多做室外活动或者运动，多晒太阳，有利于改善心情。当急躁上火时，要及时移换场地、变换对象，这样让不良情绪逐渐平息，以免伤及无辜，也伤害自己。

71. 为什么本病患者爱发脾气，如何治疗

临床发现，视神经脊髓炎部分患者情绪不稳，脾气急躁，动辄发火生气，原因可能有几个方面：①患者的消极悲观情绪所致。从正常的工作、学习、生活状态下，突然生病，面对残疾，一时难以完全康复，人生从充满希望的上升阶段或者巅峰状态突然跌入低谷，所有的理想、憧憬、对美好的向往归零，出现情绪的变化是情理之中的。这需要患者客观地对待自己，千万不要因为疾病而自我放弃。要树立正确的人生观、价值观，身处逆境不悲观，积极配合医生，采取及时正确的治疗，有效控制疾病。②本病病灶在中枢神经系统，可能对边缘系统也有影响，这些病灶有的检查可能还无法发现，但却客观存在。这些位置的病灶或者微病灶会引起情绪的

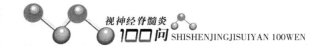

变化，使患者变得情绪不稳、易怒、动辄生气，尤其对身边亲近的人更是如此，不近人情，不通情达理；甚至在亲人眼里不可理喻，无法理解。所以，家人要理解，"脾气"是被病控制的，不全是患者任性使然。

一方面患者需要自我调节。病既然得了，就应当面对它，接受它，积极治疗它，不要天天跟疾病较劲。要知道是人就会生病，不同的人得不同的病，你得了视神经脊髓炎是很不幸，但其他人可能会有其他的病同样也痛苦。所以要从思想上放下包袱，在身体条件许可的情况下，继续工作、学习，积极地生活。

另一方面，进行心理和药物治疗。适当的心理和药物治疗，有助于改善情绪。家人要理解和帮助患者，要鼓励患者树立战胜疾病的信心。

中医可以选用清肝、柔肝、疏肝、养肝等方药，对改善情绪有一定的疗效；也可通过辨证，调节五脏以调节情绪，改善焦虑、抑郁状态，具有一定的疗效。

▶ 72. 针对本病患者的疲乏有何药物治疗

目前对视神经脊髓炎引起疲乏的原因还不太清楚，有认为与血液中的致炎因子（白介素6）高有关，也有认为系多巴胺释放不足所致。此外，有些与患者长期的失眠、焦虑、抑郁有关。

目前对视神经脊髓炎患者出现的疲劳没有特异的治疗，建议从以下方面考虑：①有失眠、焦虑、抑郁的患者，首先选择改善睡眠、抗焦虑、抗抑郁的药物治疗，睡眠与焦虑、抑郁改善后，再评估疲劳程度；②血清中白介素6水平明显升高的患者，可以在中医辨证论治基础上，结合辨病思路，适当加入清热解毒的药物，如白花蛇舌草、黄芩、连翘等有助于降低血清白介素6水平，改善疲劳状况；③对于多巴胺释放减少引起的疲劳，可以考虑用金刚烷胺营养多巴胺神经元，恢复促进多巴胺的分泌，从而缓解疲劳。此外，也可以试用仙鹤草（也名脱力草，顾名思义脱力疲乏时饮用）适量，或者用红景天适量，配在复方中使用，是否有一定的作用有待验证。

73. 为什么补肾益髓胶囊既能治疗多发性硬化又能治疗视神经脊髓炎

多发性硬化与视神经脊髓炎都属于中枢神经系统炎性脱髓鞘性疾病，炎性反应与病理性脱髓鞘均发生于两种疾病之中，是二者共有的病理机制。治疗方面，两者均着重于免疫调节和髓鞘再生，符合中医药"异病同治"理论。中医认为，多发性硬化与视神经脊髓炎的核心病机均是肾中精气亏虚，髓海失养，痰瘀内阻，气血运行不畅。治疗均宜补益肝肾为主，兼顾化痰活血通络。补肾益髓胶囊主要由熟地黄、生地黄、制首乌补益肝肾，结合化痰活血之品组成。现代研究表明，补益肝肾、化痰活血具有调节中枢及外周免疫，改善中枢神经系统炎性环境，减轻髓鞘及轴突损伤，促进神经功能修复等作用，符合多发性硬化及视神经脊髓炎的西医学治疗方案。故无论是多发性硬化，还是视神经脊髓炎，只要辨证属于肝肾阴虚型的，均可使用补肾益髓胶囊进行治疗。

74. 补肾益髓胶囊及补肾化痰活血法治疗本病的机理是什么

上面提到治疗多发性硬化、视神经脊髓炎着重于免疫调节与髓鞘再生两个方面，而补肾益髓胶囊或补肾化痰活血法在这两方面都具有明显的优势，可降低患者扩展残疾状态量表评分，减轻视神经功能缺损，降低年复发率。

（1）免疫调节方面：补肾益髓胶囊或补肾化痰活血法，能够显著降低

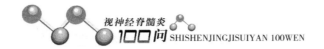
患者外周血中促炎因子的表达（如减少白介素6、17A及上皮中性粒细胞激活肽78的表达），减少致病性T细胞亚群分布（如减少Th1、Th17及滤泡状辅助性T细胞的亚群分布），促进抑炎因子IL-10的表达，增加抑炎性Treg细胞的亚群分布。同时减轻中枢神经系统内炎性的发生，抑制外周致病性B细胞的功能。模型动物研究发现，补肾益髓胶囊能够降低促炎因子的表达，重构Th17/Treg细胞亚群的平衡，并且能够调节中枢神经系统内小胶质细胞及星形胶质细胞的极化，从而综合性地调节患者及模型动物的免疫，促进其免疫的再平衡。

（2）神经再生方面：MRI研究显示，补肾益髓胶囊能够促进多发性硬化患者髓鞘的损伤修复，提高患者的认知功能，减轻患者的神经功能损伤。模型动物研究发现，补肾益髓胶囊能够减轻髓鞘发丝样改变，并且能够通过提高Sema3A/NRP-1、LIF/LIFR、Olig1/2等信号通路及转录因子表达，进而促进损伤髓鞘的再生，并且能够提高MAP-2及NF-200的表达，减轻轴突的损伤，综合性地促进神经损伤的修复。

75. 患者视力障碍或活动不利能否用针灸治疗

视神经脊髓炎患者视力障碍或活动不利，当然能用针灸治疗，也可以同时配合康复治疗，两者结合效果更好。

视力障碍者，针灸治疗具有醒神开窍、疏通经络、补髓明目的作用，可以取双侧内关、水沟、三阴交、球后、相应脊髓损伤平面上下1~2椎体夹脊刺、风池、完骨、天柱、睛明等穴位，每日1次，连续治疗4周左右。

肢体运动或感觉障碍者，酌选内关、水沟、三阴交、华佗夹脊、风池、完骨、天柱、极泉、合谷、委中、足三里、光明等穴。操作方法：内关进针0.5寸，施捻转提插泻法，持续1分钟，针感向指尖放射。水沟向鼻中隔方向斜刺0.3~0.5寸，用雀啄泻法，以患者眼球湿润或流泪为度。

三阴交沿胫骨后缘与皮肤呈 45°角斜刺 1.0 寸，行提插补法，以患者下肢连续抽动 3 次为达到手法量的要求。华佗夹脊刺，在相应病损脊髓上下 1~2 椎体棘突旁 5 分进针，针向棘突斜刺 1.0 寸，施平补平泻手法，得气即可。风池向对侧目内眦方向，完骨、天柱直刺，均进针 1.0 寸，施小幅度、高频率捻转补法，每对穴位分别施手法 1 分钟。极泉为原穴沿经下移 2 寸，避开腋毛，在肱二头肌内侧缘向下向内斜刺，进针 1.0 寸，用提插泻法，有触电感直达手指，并见前臂、手指抽动 3 次，不留针。合谷针向三间方向，用提插泻法使食指抽动或五指自然伸展为度。委中仰卧抬腿取穴，直刺 1.0~1.5 寸，提插泻法，令下肢抽动 3 次为度。足三里、光明直刺 1.0 寸，提插捻转补法，其中足三里使针感传至足二、三、四趾，光明使踝关节轻度屈曲。针灸是一专门的学问，非常讲究操作技巧，实际使用时，最好由专业医生操作，以确保安全有效。

　　视神经脊髓炎患者的临床症状各种各样，具体针灸方法、选穴、疗程等要由针灸医师根据患者具体情况来制定，上面的内容仅供参考。

▶ 76. 视神经脊髓炎能用艾灸、拔罐、刮痧等疗法吗

　　艾灸、拔罐、刮痧能调动自身的内在活力，提高免疫力，改善视神经脊髓炎患者的症状。从中医角度，艾灸、拔罐、刮痧能疏通经络，运行气血，调节脏腑功能，具有缓解疼痛、舒缓肌张力、减少减轻麻木、提高生活质量的作用。对身体感觉寒冷者，艾灸最为适宜；对皮肤肿胀、麻木不仁，拔罐甚至刺血拔罐可以考虑使用；对于腰背或胸腹不适者，结合刮痧。当然，具体还要视患者症状、身体情况而定，也要视操作者实际情况而定。患者想自己采用这些方法时，必须学习和掌握相关的知识和技能，并在专业人员的指导下，不能随便和盲目应用，使用不当或者一知半解，容易弄巧成拙，适得其反。

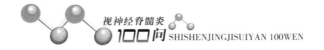

77. 视神经脊髓炎复发有固定的时间规律吗

视神经脊髓炎患者在感冒发热、拔牙麻醉、产后、注射狂犬疫苗后不久等出现症状加重，超过24小时症状不能缓解，即复发，但大多数患者的复发没有特殊的原因。也有少数患者连续几次发病在相同的时间点，比如每年的"五一""十一"前后几天，时间很准，连续两年至数年都是如此，造成患者极大的心理负担。这到底是为何？目前还很难解释，当然值得去研究。

一般而言，视神经脊髓炎冬春发病多，夏秋相对少。目前尚无视神经脊髓炎与季节的相关研究报告，而在多发性硬化的国内研究报道中，马佳等通过对264例多发性硬化发作时间的分析发现，冬季的复发次数明显偏多。我们在公众号调查了视神经脊髓炎复发与季节关系，有89人287次发作，其中126次发生在冬季，占43.9%。此外，在不同维度地区的多发性硬化患病率亦有不同，国际上由此提出了"维度梯度假说"。该假设认为，高纬度地区（靠近极地）的患病率高于低纬度地区（靠近赤道），而造成该现象的原因可能与光照时间、阳光照射强度、气温等环境因素有关。

从中医学角度，人是自然的一部分，人有年月日之虚，古人称为三虚，即日虚、月虚和年虚。孙思邈有句话，叫"勿犯日月之虚，勿违岁时之和"。人的生命是有节律的，五脏的阴阳气血盛衰有各自的规律，存在个体的差异。所以，表现为不同的人，易感的疾病不同；相同疾病的人，但发病或者复发的时间不同。少数人发病有固定时间，是否与其经气运行的规律有关，还需要做进一步研究。

▶ 78. 如何预防视神经脊髓炎复发

"上工不治已病治未病"，中医治未病理论认为，未病应先防，既病要防变。这里的上工指好医生，十个患者能治好九个的医生，称为上工。未病，即还没有病或病刚开始。所以在中医学中，防病比治病更为重要。

预防视神经脊髓炎复发就是控制视神经脊髓炎复发，不让疾病有复发的机会。因为，一旦复发会造成神经损伤累加、疾病不断加重。当然，预防视神经脊髓炎复发是非常复杂的系统工程，说起来容易做起来难，其难就难在日常的生活细节上，难就难在坚持不懈上。

一般来说，提示视神脊髓炎预后较差的危险因素，包括起病两年内复发的次数、第一次发作的严重程度、首次发病的年龄、视神经脊髓炎特异性抗体的滴度以及是否合并其他自身免疫性疾病。因此，要重视首次症状，要让患者了解本病的特点和性质，在尽最大努力减少神经损伤的同时，致力于免疫功能的调节，防止疾病的复发。要定期检测水通道蛋白 4 抗体（AQP4-Ab）的滴度，结合患者的自我症状，及时加减用药，对病情变化了然于胸，防患于未然。

在疾病缓解期，西医学推荐长期使用免疫抑制剂，调节免疫功能，预防复发。但在免疫抑制剂的使用中，要注意定期检测血常规和肝肾功能，防止免疫抑制引起骨髓造血抑制，或者肝肾功能损害。一旦出现就要重视，严重者必须停药或者换药。

中医则通过口服中药、针灸等治疗，调理机体阴阳气血平衡，以期达到"阴平阳秘，精神乃治"之效。所谓气血阴阳平衡，实际上就是免疫的稳态、免疫的平衡，而中医治疗实际上就是调免疫。

饮食方面，要少吃生冷、油腻、辛辣刺激之品。因为生冷易伤脾胃，中医脾胃对机体免疫有重要的影响。大量服用激素期间，不推荐食羊肉、

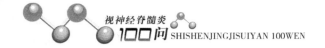

猪头肉、公鸡、鸽子肉、鹌鹑蛋、海鲜（海参除外）及水产品。因为大量激素治疗期，属于疾病的急性期或急性修复期，激素属于热性之物，而中医称上述物品为发物，与激素同用，容易火上浇油，引起复发。此外，大量服用激素往往会食欲旺盛，也要注意减少碳水化合物的摄入，否则容易引起激素性糖尿病、高脂血症等代谢疾病。待停用激素后，则无特殊饮食禁忌。

日常生活要做到作息规律，适当锻炼，积极向上，心态乐观。避免熬夜及过度劳累；预防感冒，密切关注气候变化，及时增加衣物；洗澡水温不宜过高，不易长时间暴露在高热或湿热环境中，如温泉、桑拿等场所。当然，寒冷对于本病也有影响，寒冷会加重症状或引起复发，故冬季应该注意保暖，有条件者迁移至温暖地方过冬。

切忌负性情绪的剧烈或长期刺激，良好的心境能缓解症状，而忧郁的心境则会放大原来的症状。

对于女性患者，经期症状可能有所加重，怀孕和生产后也会增加疾病复发风险，有孕产需求的患者请详询专业医师。

避免注射疫苗，特别是不必要的疫苗，如狂犬疫苗会增加复发的风险。

对牙痛、中耳炎等局部炎症要及时处理。如不及时处理，也会增加疾病复发的可能。拔牙等有明显疼痛刺激的治疗，应选择在疾病稳定期进行。

▶ 79. 视神经脊髓炎复发有征兆吗

视神经脊髓炎发作的一般症状进展较快，复发无特异性征兆，如果在排除发热或感染的前提下，患者出现视力下降、肢体运动及肢体感觉障碍、二便功能障碍等神经缺损症状；或者原有症状加重，持续 24 小时仍不缓解者，则考虑复发。患者应及时到专业医院就诊，进行磁共振检查，明确病灶部位，并及时进行相关治疗。

视神经脊髓炎患者在日常生活中时常有些不适症状，大都呈波动性或一过性而非持续、渐进性。如因为感冒发热、工作劳累、学习紧张、临近考试、月经期等出现一过性的肢体局部麻木，一过性的肢体无力，没有持续加重，能在 24 小时内恢复正常；或者过了月经期，症状得到缓解。这是症状波动，而不是复发。对于视神经脊髓炎患者，症状波动是常态，而没有任何症状者反而是少数。

极少数患者复发有时间规律，比如每年春节或"五一"节前后，但更多的患者复发没有规律，也没有什么征兆，故担心频繁复发是难免的。因为每次复发给患者带来极大的痛苦，带来心理负担、经济负担和身体的创伤。只是担心是徒劳的，只有积极预防各种诱发因素、坚持中医药防御性治疗，才能收到预防的效果。

▶ 80. 视神经脊髓炎缓解后多久复查，如何评价复查结果

视神经脊髓炎病情进入缓解期后，应定期复查。复查项目，包括实验室检查和影像学检查。

（1）实验室检查：又包括药物不良反应监测和免疫学指标监测。

①药物不良反应监测：如患者应用免疫抑制剂，应定期复查血常规、肝肾功能及尿常规等。开始服药及剂量调整时，应 1~2 周复查 1 次；无明显异常后，延长至 1~2 个月 1 次。不同的免疫抑制剂所要监测的指标不同。如硫唑嘌呤的不良反应有骨髓抑制、肝毒性等，应定期复查血常规和肝功能；环磷酰胺的不良反应有骨髓抑制、骨髓增殖性疾病、出血性膀胱炎及膀胱癌等，应定期复查血常规、尿常规；若患者长期应用糖皮质激素，其不良反应较多，应定期进行血压、血糖、血脂监测，定期进行眼科

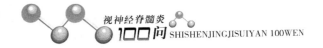

检查、骨密度测定等。

②免疫学指标监测：免疫学检查包括血清 AQP4-IgG、MOG-IgG 及其他自身抗体，可在疾病复发后 3~6 个月复查。

（2）影像学检查：主要是磁共振检查。缓解期患者如果无明显病情加重，可半年复查 1 次平扫+增强磁共振检查。

复查结果应综合评价。自身抗体转阴或滴度下降，磁共振检查未见新发病灶或原有病灶缩小或消失，均提示疾病恢复良好。陈旧性病灶前后比较无变化，说明病情处于稳定期。

▶81. 视神经脊髓炎治愈后会复发吗，大约多久会复发

视神经脊髓炎目前并无治愈标准，因此无法判断"治愈"。所谓的治愈只是表明本次发病经过临床治疗，病情得到缓解。目前的研究显示，约 80% 的患者为复发型而非单时相病程。复发型视神经脊髓炎个体之间的复发频率差异很大，有的数月内出现多次发作，也有的缓解期超过 10 年。有约 55% 的患者 1 年内出现视神经炎或脊髓炎复发，3 年内复发率增加至 78%，5 年内复发率达到 90%。但这是针对发病的群体，个人是否复发？答案是很可能会复发，但多久复发不确定。

对于复发型视神经脊髓炎患者最为重要的事，不是要弄清下次何时复发，在恐惧中等待复发的来临，而是在下次复发之前做点什么来预防或推迟复发。坚持中医辨证治疗，将中医作为生活的一部分，"顺四时而适寒暑，和喜怒而安居处，节阴阳而调柔刚"，这样才能极大地减少复发（大约减少 70%），改善症状体征，提高生活质量。

▶82. 视神经脊髓炎是否比多发性硬化更容易复发

这个答案是肯定的。临床上有调查表明，大多数视神经脊髓炎患者预后不如多发性硬化，但较少出现残疾持续进展状况。视神经脊髓炎复发频率显著高于经典型多发性硬化，部分患者在疾病早期即呈丛集性复发，1 年复发率为 60%，3 年复发率高达 90%。视神经脊髓炎在妊娠期间和分娩后更易复发，而多发性硬化则只在分娩后复发。西方国家的部分视神经脊髓炎患者为单时相病程，一般双侧视神经炎和脊髓炎同时或相继发病，男女比例相似。单时相视神经脊髓炎患者的神经功能障碍较复发型患者严重，约 50%单时相视神经脊髓炎患者遗留至少单眼盲，另一眼视力亦迅速下降；而复发型患者中有 28%遗留单眼盲。有 50%的复发型视神经脊髓炎患者在发病 5 年后不能独立行走。因此，早诊断，早治疗，减少神经损伤，是防止残疾的最好办法。

▶83. 视神经脊髓炎患者复发后应该怎么办

若曾经明确诊断为视神经脊髓炎的患者，应尽快至附近医院完善 MRI，或者联系以前的首诊主治医师，迅速完成相关检查，并进行激素冲击或其他对症治疗。对于单纯感觉障碍的患者，由于各种原因不能及时住院治疗，也可选择中医治疗。

若尚未明确诊断，建议在允许的条件下转至大医院就诊，专科医生会进行 MRI、诱发电位、脑脊液寡克隆区带、脑脊液和血清抗 AQP-4 抗体等相关检查。待明确诊断后，再行对症治疗及病因治疗。

记住要快速，因为采取的措施越快，治疗越及时，缓解就越快。

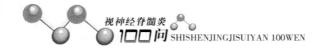

▶ 84. 视神经脊髓炎患者多次复发会导致什么结局

视神经脊髓炎患者每次复发，如果能得到及时正确的治疗，没有造成不可逆神经损伤，不会对其生活和社会功能有影响；如果反复发作后治疗不及时，或者治疗不当，就会导致症状加重；若多次复发，则可造成症状的累加，出现神经功能的不可逆损伤，如失明、瘫痪，使生活能力丧失；脑干或上颈段髓内病变严重时，则会危及生命。

平时小剂量的激素和免疫抑制剂维持治疗，并坚持长期的中医辨证论治，均可减少复发，减轻症状，提高患者生活质量。除药物治疗之外，患者平素应预防感冒，避免劳累，保持良好心情，维持和谐的家庭和同事朋友的关系，保持积极乐观的生活态度，避免注射疫苗。坚持中医治疗，减少复发，是中医治未病中"既病防变"的具体应用。

▶ 85. 妊娠与本病复发有关系吗

妊娠与视神经脊髓炎的复发是有关系的。视神经脊髓炎中位发病年龄39岁，70%以上的患者为复发型而非单时相病程，青春期前患者无性别差异，青春期后女性患者居多，占患者总数的70%～90%。大部分女性视神经脊髓炎患者处于育龄期，妊娠及其结果（流产、分娩）对视神经脊髓炎复发的影响备受患者及医生关注。我们从国内外的研究发现，妊娠期间视神经脊髓炎的发病率及复发率较妊娠前均降低，妊娠期间多病情平稳，而产后1年内的发病率及复发率则显著升高，尤其是分娩/流产后的3个月以内。此外，我们的研究还发现流产后和分娩后1年内的视神经脊髓炎年复发率并无显著差异，这提示视神经脊髓炎患者应根据自身情况做好计划生育，避免意外妊娠。

▶ 86. 视神经脊髓炎患者为何也要防寒

人是天地之间的生物，禀天地之气而生而存，所以天地之气的变化会影响到人。当然，在人年轻没有生病、精力充沛、气血旺盛的时候，一般感觉不到。一旦生病，经络气血不畅，阴阳失去平衡，感觉就明显。中风偏瘫的患者经常感到患侧无力怕冷，因为患侧气虚血瘀，气血不足，不能正常灌注。视神经脊髓炎患者也不例外。"大夫，天气一变化，阴天、雨天或下雪天，就会头发闷、身体不适，为什么？"这是视神经脊髓炎患者经常问医生的问题。

冬季是视神经脊髓炎好复发的季节，原因是冬季寒冷，所以经济条件好的人，为了减少复发，缓解症状，可以暂时离开北方，到南方过冬。反过来说，寒冷的不一定是冬季。比如，气温骤降时，要及时添加衣被，以免受寒；洗澡洗头要用温水洗，以免引起身体关节疼痛、头痛；冬季洗头，一定要吹干头发后外出，否则遇寒吹风就容易感冒头痛。饮食要求温暖的，不宜吃冷的、冰的，以免脾胃受寒。平时喝中药也要求热开再喝，不能喝凉的，长时间喝凉药，必伤脾胃。

总之，外寒伤皮毛肢节，内寒直接伤气血脏腑，都会加重视神经脊髓炎患者的症状，甚至引起疾病的复发。

▶ 87. 为何视神经脊髓炎患者要注意养骨

视神经脊髓炎患者复发频繁，一般选择激素冲击，或者缓解期长时间小剂量激素维持治疗，而激素治疗会导致体内钙流失，造成骨质疏松甚至股骨头坏死等不良后果。所以，视神经脊髓炎患者要注意养骨，就是要保护骨的完整、坚韧，就要补充钙和维生素 D，适当晒太阳，使骨组织担负

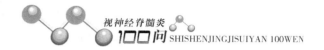

起人体的支撑作用。

激素治疗还会导致部分患者脂肪代谢异常，出现柯兴征，即满月脸、水牛背、体重暴增，这也极大地加重了骨组织的负担。因此，要注意呵护骨组织，避免损伤。不要在大量使用激素时，为了减少体重而增加运动，或者为了减少体重而过度节食，这些都是不正确的做法。

中医认为，肾主骨生髓。本病的根本在肾之不足，肾不足则髓必虚，髓虚不能养骨则骨痿。所以，中医治疗本病始终要补肾，肾气足则髓生骨充，才能避免疼痛，使行走正常。此外，要减少房事，保养肾精；饮食中可以适当多食骨头汤，达到补肾益髓养骨的目的。

▶ 88. 长期服药的患者如何合理饮食

视神经脊髓炎需要较长时间使用糖皮质激素治疗，而激素的副作用之一就是会导致消化道溃疡，患者出现恶心、腹胀、上腹痛等消化道症状。因此，在饮食上避免粗纤维、坚硬食物及刺激性食物。使用激素还会出现骨钙游离，形成骨质疏松，故应该高钙饮食。激素能引起水、钠潴留，钾盐排泄增加，所以饮食上应低盐、高钾饮食。

视神经脊髓炎急性期时，用大剂量激素冲击，除了上述饮食禁忌之外，还应注意尽量不要服用海产品、鸽子肉、公鸡肉、羊肉、鹌鹑肉等发物；缓解期停用激素时，一般没有明显的食物禁忌，合理健康饮食即可。

长期服中药的患者也要时时注意饮食，避免药食禁忌。如服滋补的药，饮食适当清淡，过于油腻会影响药物吸收；药物是清热的、泻火的，不要吃辛辣温燥之物，否则两者作用相抵消；服调睡眠的药物，应避免与具有兴奋性的食物饮料同用。

总之，长期服药，不论中药还是西药，均要时时注意饮食，小心呵护自己的肠胃功能，以保证药物的吸收。

89. 视神经脊髓炎的预后如何

视神经脊髓炎的预后因人而异，大部分患者症状相对较轻，病情稳定，即使病情有反复，经积极治疗后症状能得到有效控制，部分患者能有较长时间的稳定。所以，大部分患者的预后是良好的。

少数视神经脊髓炎患者的临床表现较严重，多因一连串发作而加剧。复发型视神经脊髓炎的神经损伤比单向性视神经脊髓炎小，单向性视神经脊髓炎的一次损伤便是永久伤害，如失明、截瘫。而复发型虽然有波动，但发生全盲或截瘫等严重残疾者少。极少数的患者病变在延髓、上颈段，进展恶化，治疗不及时，有可能因呼吸衰竭而死亡。随着科技的发展，视神经脊髓炎的治疗方法越来越多，药物越来越有效。现在单抗的治疗显示出疗效，如能中西医有机结合，取长补短，则患者的预后也会越来越好。

90. 视神经脊髓炎患者需要吃补品吗

中医认为，体质属于阴虚火旺型的视神经脊髓炎患者，平时不宜吃辛辣燥热的食物，如辣椒、孜然等，因为燥热辛辣之品具有伤津助火之弊端；脾虚痰湿体质患者，尽量少吃油腻食物，多吃清淡的食物。从营养学角度讲，视神经脊髓炎患者饮食营养应当加强，尽量多吃蛋白质以及维生素含量高的食物。

高蛋白质的食物：一类是奶、畜肉、禽肉、蛋类、鱼、虾等动物蛋白；另一类是黄豆、大青豆和黑豆等豆类，芝麻、瓜子、核桃、杏仁、松子等干果类的植物蛋白。由于动物蛋白质所含氨基酸的种类和比例较符合人体需要，所以动物性蛋白质比植物性蛋白质的营养价值高。

维生素含量高的食物：富含维生素 A 的食物，有动物肝脏、奶与奶制

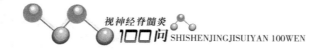
品、禽蛋、绿叶菜类、黄色菜类及水果等。具体如胡萝卜、西红柿、柿子、鸡蛋、牛肝和猪肝、牛奶、奶酪、黄油、西兰花、菠菜、莴苣、大豆、青豌豆、橙子、杏、红薯、杏等，都可补充维生素 A。此外，多吃鱼肝油可以补充维生素 A。富含维生素 B_1 的食物，有谷物皮、豆类、坚果类、芹菜、瘦肉、动物内脏、小米、大白菜、发酵食品、胚芽、米糠和麸皮；富含维生素 B_2 的食物，有动物内脏如肝、肾、心等，以及猪肉、小麦粉、大米、黄瓜、鳝鱼、鸡蛋、牛奶、豆类，以及某些绿叶蔬菜如油菜、菠菜、青蒜等；富含维生素 B_6 的食物，有肉类食物（如牛肉、鸡肉、鱼肉和动物内脏等）、全谷物食物（如燕麦、小麦麸、麦芽等）、豆类（如豌豆、大豆等）、坚果类（如花生、胡桃等），其含量最高的为白色肉类（如鸡肉和鱼肉）；富含维生素 B_{12} 的食物，只有如肉类、动物内脏、鱼、禽、贝壳类及蛋类中有，乳及乳制品中含量较少，植物性食品中基本不含；富含维生素 C 的食物，有新鲜的蔬菜和水果，如青菜、韭菜、菠菜、柿子椒、芹菜、花菜、西红柿、大蒜、龙须菜、甜辣椒、菠菜、萝卜叶、卷心菜、马铃薯、荷兰豆，以及柑橘、橙、柚子、红果、葡萄、酸枣、鲜枣、草莓、柿子、金橘，野生的苋菜、苜蓿、刺梨、沙棘、猕猴桃、酸枣等含量尤其丰富；富含维生素 D 的食物，在自然界中只有很少的食物含有，动物性食品是非强化食品中天然维生素 D 的主要来源，如含脂肪高的海鱼和鱼卵、动物肝脏、蛋黄、奶油和奶酪中相对较多，而瘦肉、奶、坚果中含微量的维生素 D，但通过日光浴可以促进维生素 D 在体内合成，所以要坚持补充鱼肝油滴剂；富含维生素 E 的食物，有各种油料种子及植物油，如麦胚油、玉米油、花生油、芝麻油，以及豆类、粗粮等，某些谷类、坚果和绿叶蔬菜中也含一定量的维生素 E；富含维生素 K 的食物，有牛肝、鱼肝油、蛋黄、乳酪、优酪乳、海藻、紫花苜蓿、菠菜、甘蓝菜、莴苣、花椰菜、豌豆、香菜、大豆油、螺旋藻、藕。

患者可以根据自身情况，调配食物，确保身体营养。营养均衡，有利于机体免疫稳态，减少视神经脊髓炎的复发。

▶ 91. 视神经脊髓炎患者如何安全妊娠

国外研究发现，视神经脊髓炎患者的流产率较高（约26%），尽管其中48%为患者自愿选择人工流产。目前国内外尚没有关于视神经脊髓炎妊娠期治疗方案的权威指南。美国食品药品监督管理局（FDA）根据动物实验和临床用药经验对胎儿致畸相关的影响，把药物妊娠期危险性分为A、B、C、D和X共5个等级。其中A、B两类药物未见对胎儿有不良影响，妊娠期妇女可使用；而C类药物，为在权衡药物对孕妇的益处大于对胎儿的危害后可使用；D类药物对人类胎儿有危险性，但孕妇用药后绝对有益时可使用；X类药物对胎儿有危害，且孕妇应用无益，禁用于妊娠或可能怀孕的患者。视神经脊髓炎的常用药物，如一线用药硫唑嘌呤、吗替麦考酚酯为D类药物，利妥昔单抗、泼尼松为C类药物，而甲氨蝶呤为X类药物，妊娠期间应禁用。患者应在疾病缓解期、病情稳定1年左右计划妊娠，并告知主治医生，便于主治医生根据患者情况制定用药方案，预防产后复发。

中药对妊娠一般没有影响，但若准备妊娠，建议提前一个月停药。如果已经妊娠，除非有症状需要治疗才用药。当然，不能使用妊娠禁忌药物，以免引起流产或对胎儿产生不利影响。

除了药物治疗，视神经脊髓炎孕期患者在生活上应注意预防感冒，避免劳累，保持良好心态，避免打疫苗。

▶ 92. 视神经脊髓炎患者能哺乳吗

母乳喂养对婴儿的好处众所周知。世界卫生组织建议，婴儿在出生后

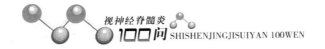
的前 6 个月应完全母乳喂养，以实现最佳的生长、发育和健康。病情平稳无复发迹象的视神经脊髓炎患者，产后可以进行哺乳，目前尚无大规模关于母乳喂养对视神经脊髓炎疾病影响的研究。但当患者疲劳症状明显、产后复发风险高或需进行疾病修饰治疗时，应权衡利弊，决定是否继续母乳喂养。

边服中药边哺乳，我们的患者中就有这样的例子，只要医生处方用药多一点用心，既考虑母亲的症状，又考虑药物是否对婴儿有影响，也是可行的。事实证明，两者是可以兼顾的。

▶ 93. 视神经脊髓炎患者可以泡热水澡或者蒸桑拿吗

患多发性硬化（multiple sclerosis，MS）的患者在体温升高（运动、热水浴、桑拿或发热等）后，一些亚临床受累的症状会表现出来，最常见的是视力下降、视野改变等，也被称为乌托夫（Uhthoff）现象。当体温下降后，这些症状和体征可迅速并完全恢复。在高度怀疑 MS 时，可进行热浴试验帮助诊断。这一试验的原理，是温度增加后改变了脱髓鞘病变引出的神经传导，引起可逆性传导阻滞，这一现象并非 MS 独有，其他脱髓鞘病变包括视神经脊髓炎的患者也可出现。因此，虽然体温升高引起的症状、体征多可在体温下降后恢复，但我们不建议患者频繁或者长时间处于泡热水澡、泡温泉、暴晒或蒸桑拿等高温环境中，导致病情加重或引起不必要损伤。

▶ 94. 视神经脊髓炎患者如何预防感冒

对于视神经脊髓炎和多发性硬化患者来说，预防感冒非常重要，在生活中应该做到以下几点。

（1）虚邪贼风，避之有时：意思是尽量不要因气候变化影响到你的身体。关注天气情况，及时增减衣物；外出携带外衣、雨具，防止天气突变；白天注意室内通风，冬天晚上睡眠时应关窗防风防寒；秋冬外出应穿高领衣服或戴围巾，避免颈部和咽喉部位遭受寒冷刺激。

（2）食饮有节，起居有常：生活一定要有规律，按时吃饭，不要胡吃海塞，烟酒成瘾者尽量戒烟限酒。尽量避免或少吃辛辣刺激食物，饮食新鲜，荤素搭配合理。严禁贪凉饮冷。早起早睡，尽量不要熬夜，熬夜伤身。

（3）适当锻炼：如果患者运动功能未受影响，可适当进行体育锻炼，每日坚持半小时至1小时的室外活动，活动量以适当休息后不感觉劳累为度；当然，太极拳、太极剑、八段锦等锻炼尤其适宜视神经脊髓炎患者，刚柔相济，形神合一。

早晨坚持以冷水洗脸，以冷水润湿鼻腔黏膜，不要间断；坚持进行头面部揉按。双手摩擦，待双手发热后揉按面颊、前额、眼周和鼻子，向后拢头发，尤其在冬天出门前，要揉按至面部发热为止。

应该注意的是，视神经脊髓炎和多发性硬化患者应避免接种流感疫苗及其他各种疫苗，尤其在疾病的不稳定期，以防诱使疾病复发。

▶95. 视神经脊髓炎患者如何治疗感冒

感冒是视神经脊髓炎发病和复发的常见诱因之一，因此视神经脊髓炎患者应注意预防感冒。但即使感冒，患者也无需过度担心，如果仅有普通感冒症状，而无原有神经损伤症状持续加重或出现新的神经损伤症状，只要及时采取治疗措施，一般不会引起疾病复发。

患感冒后，患者首先需要保证休息，不要带病坚持工作，不能像健康人一样"坚持、硬挺"。要及时停下手头的工作，老老实实休息，并注意

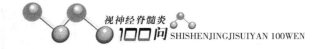
多饮热水。必要时吃点中成药，缓解感冒症状。感冒，中医分为风寒和风热两大类。如果有发热恶寒，怕冷明显，无汗出，全身酸痛，无明显咽红咽痛，或伴咳嗽，舌淡红，此属风寒感冒，可选用感冒清热颗粒或感冒软胶囊，用开水冲服，并盖衣被取汗；如发热明显，怕冷较轻，或不怕冷，咽喉肿痛，或咳嗽，舌边红，此属风热感冒，可用金花清感颗粒、连花清瘟颗粒等冲服。当然，全国各地还有其他不同的感冒中成药，按照说明书认真区分，选择使用，区分要点是发热的轻重、有否咽痛。当然，有时感冒症状也比较复杂，比如夏季伤暑，可出现心烦、口渴；或夹湿夹滞者，还可见头身困重、脘腹胀满、呕吐腹泻等，藿香正气水可能适用。藿香正气水是醇提剂，就是有酒味，对酒精敏感者，可以选用藿香胶囊。如没有合适中成药，也可到医院就诊治疗。虚人感冒，反复发作，缠绵难愈，容易影响到视神经脊髓炎病情的稳定性，应及时到医院就诊。

▶ 96. 视神经脊髓炎患者感冒后的用药有变化吗

视神经脊髓炎患者感冒时，如果症状较轻微，西药应用无需特殊变化。但如果患者应用免疫抑制剂期间很容易反复感冒，且感冒不易痊愈，应到医院检查血常规等，请西医医生判断是否因免疫抑制所致，并根据结果调整用药。视神经脊髓炎患者服中药期间出现感冒时，应暂停所服中药，请中医医师根据四诊信息判断感冒类型并重新开立中药或中成药处方。待感冒痊愈后，再服用治疗视神经脊髓炎的中药。

总之，轻症感冒无需改变中西医治疗方案，继续治疗即可；而重症的感冒发热或者流感，应采取措施，先治新病，即感冒，具体按照医师意见执行。待感冒痊愈，继续原来的治疗方案。

▶ 97. 视神经脊髓炎患者能接种疫苗吗

临床上，部分患者发病前有疫苗接种史，但有对照研究表明，常规疫苗接种并不增加复发的风险。所以，视神经脊髓炎与免疫接种之间没有明显确切的关系。

当然，视神经脊髓炎患者在免疫接种时也要充分考虑危险存在的可能性，毕竟每个人体质并不相同。避免不必要的免疫接种，但对必要的免疫接种，如年龄、职业等需要的接种仍应该进行。如在急性发作期，可以延迟接种。有些可以尽量避免接种，如狂犬病疫苗、破伤风疫苗等。

如何避免？平时就要多加小心，避免被动物抓伤、挠伤、咬伤，不建议患者饲养猫狗，因为一旦被咬、抓伤，就必须打狂犬病疫苗；生活中要小心谨慎，尽量避免皮肉受伤，特别是被钉子等砸伤，因为一旦砸伤就得注射破伤风疫苗。注射这些疫苗就存在引起复发的风险。

针对新型冠状病毒，疫苗预防是最主要的方法，国家卫生健康委员会组织各专业领域的权威专家编写了疫苗接种指南。按照指南，视神经脊髓炎患者病情稳定期可以接种疫苗，这时接种疫苗是安全的。如果急性期，病情处在不稳定期，当然暂时不考虑接种疫苗。

▶ 98. 视神经脊髓炎患者能做哪些运动

绝大多数视神经脊髓炎患者使用激素治疗，以使病情得到控制和缓解。急性期短期足量、缓解期小量维持是激素治疗视神经脊髓炎的原则。激素在控制病情的同时也有明显的副作用，如导致骨钙磷代谢、脂肪代谢、糖代谢等异常。最常见的副作用如柯兴征，即满月脸、水牛背、胸背及满脸痤疮等。

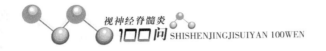

然而大剂量使用激素时，是不适宜大运动量锻炼的，因为激素影响钙磷代谢，使钙流失而骨质疏松，容易造成骨折。应在合理补钙的前提下，做轻微的活动。只有当激素将近或完全撤除后，才能逐步增加运动量。

视神经脊髓炎患者可进行的运动，包括慢跑、散步、骑车、打球，根据自身情况，选择适合的有氧运动。如有共济失调者，户外运动要慎重，需有人陪护。气功、冥想、床上八段锦、太极拳、太极剑等运动可以使形神协调，减轻疾病所造成的痛苦。运动因人而异，适合和喜欢是最好的选择原则，贵在坚持。

▶ 99. 为何急性期用大量激素的患者要禁吃发物

首先要知道发物为何物。发物的发字是指诱发、激发、发作，发物是指具有诱发、激发疾病，或使原有疾病发作的食物。在中医学中，发物一词原来用于外科，指一些能生热、发疮、发毒，能引起疮疡、肿毒加重的食物，如水产品、辛辣食物。已故名医秦伯未说："凡能引起口干、目赤、牙龈肿胀、大便秘结的芥菜、韭菜、香菇、金花菜等，都有发热的可能，俗称发物。"一般认为，是刺激或加重外伤、肿疱疙瘩或某种疾病的食物，如羊肉、海参、鱼等。

发物可理解为：在健康人能正常摄入，但当患病服药及病后调理的过程中，因不当饮食而能诱发产生某种病证，激发新病或妨碍治疗，加重病情，影响机体康复的一类食物。但这些食物没有规定，各自认识有差异。

一般所指的发物为水产品（特别是鱿鱼，除外海参和海蜇）、羊肉、狗肉、猪头肉及禽类（如鹌鹑、鸽子、鹅）等。当患者的疾病处于急性期，服大量激素时，不要吃上述发物，以免火上浇油，加重疾病。当激素逐渐减量至1～2粒，甚至撤减完全时，就没有饮食禁忌了。

当然，对于发物没有一个确切的定义，对于品种也没有明确的规定。

比如，有些患者吃海鲜后症状加重，有些患者吃牛肉后症状加重，有些吃其他食物后可能不适。所以，发物因人而异。对于患者而言，找出自己的禁忌之品，才能有的放矢，真正达到预防疾病的目的。发物也因地而异，即地域的差异，在 A 地被认为是发物，到 B 地可能就是寻常食物。

总之，发物是民间的说法，是日常生活中的客观存在，但缺乏科学的数据和证据。

▶ 100. 视神经脊髓炎患者的神经损伤如何康复

视神经脊髓炎是致残性疾病，而残疾给患者生活和工作造成很多的不便。及时有效的治疗可以帮助患者修复神经损伤，减轻残疾，改善生活和生存质量。康复治疗方法很多，主要有如下几个方面。

（1）中药治疗：属于整体性的康复，适用于整体调整患者的身体状况，改善神经功能；对视力损伤、感觉障碍、运动障碍、二便障碍等有治疗作用。

（2）针灸治疗：与中药相似，属于整体性康复。当然，也可以针对局部的症状，如视神经损伤用针刺有助于康复，这属于局部康复治疗。

（3）西医康复：PT 和 OT。PT 指身体机能的康复，肌力和关节活动度的康复，感觉和疼痛的康复，平衡的康复。OT 指认知的康复，双上肢功能的康复（精细功能），生活自理能力的康复，职业的康复，以及语言、吞咽功能的康复等。

随着现代科技的发展，不断有新技术应用到视神经脊髓炎患者的康复治疗中。如电子传感技术，可以辅助肢体的运动；经颅磁刺激技术，可以缓解患者的痛性痉挛，使抑郁、焦虑改善；脑功能治疗仪，可以帮助患者减轻头痛、头晕症状；膀胱功能治疗仪，有助于患者改善膀胱功能，减轻神经源性膀胱的尿频尿急等症状。

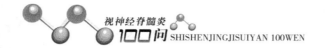
参 考 文 献

［1］樊永平，王平，张星虎，等．二黄方治疗多发性硬化急性发作的机理研究．中华中医药杂志，2007，22（1）：25-29.

［2］樊永平．多发性硬化的中医药病证结合治疗．中华中医药杂志，2007，22（5）：289-292.

［3］樊永平，刘秀贞，王蕾，等．二黄方对 EAE 大鼠外周血 NK 细胞和细胞因子的影响．北京中医药大学学报，2007，30（3）：165-168.

［4］Xiuzhen Liu，Yongping Fan，Lei Wang，et al. Effect of erhuangfang on cerebral and spinal demyelination and regeneration as well as expression of glial fibrillary acidic protein in rats with experimental allergic encephalomyelitis. Neural Regeneration Research，2007，2（8）：491-496.

［5］樊永平，张庆，周莉．多发性硬化缓解期中医补肾为主减少复发．中华中医药杂志，2008，23（6）：504-508.

［6］樊永平，周莉，龚海洋，等．滋阴与温阳法对实验性自身免疫性脑脊髓炎大鼠病程及其血浆细胞因子的影响．北京中医药大学学报，2008，31（3）：171-175.

［7］王蕾，樊永平，龚海洋，等．左归丸和右归丸对实验性变态反应性脑脊髓炎大鼠髓鞘及轴突再生的影响．中国实验方剂学杂志，2008，14（4）：42-45.

［8］王蕾，赵晖，樊永平，等．补肾对脑脊髓炎大鼠生长相关蛋白-43 及微管相关蛋白-2 的影响．首都医科大学学报，2007，28（6）：748-752.

［9］叶明，樊永平．中药成分与复方防治实验性自身免疫性脑脊髓炎的实验研究进展．北京中医药杂志，2009，30（1）：67-69.

［10］叶明，樊永平，王蕾，等．左归丸与右归丸对 EAE 大鼠淋巴细胞亚群和 NK 细胞的影响．中华中医药杂志，2009，24（3）：310-314.

［11］赵晖，王蕾，龚慕辛，等．二黄胶囊对实验性自身免疫性脑脊髓炎小鼠细胞免疫的影响．首都医科大学学报，2009，30（1）：15-19.

［12］樊永平，周莉，王蕾，等．二黄方对 EAE 大鼠急性期血浆 MCP-1、TNF-α 水平的影响．北京中医药，2009，28（3）：225-227.

［13］樊永平，宋丽君，龚海洋，等．左归丸和右归丸对实验性自身免疫性脑脊髓炎大鼠中枢神经系统 IFN-γ、MMP-9 免疫组化表达的影响．中华中医药杂志，2009，24（11）：1446-1450.

［14］周莉，樊永平．左归丸与右归丸对 EAE 大鼠血浆 Th1/Th2 平衡的影响．中西医结合心脑血管病杂志，2009，7（11）：1304-1306.

［15］樊永平，宋丽君，叶明，等．左归丸和右归丸对实验性自身免疫性脑脊髓炎大鼠中枢神经系统 IL-10、TGF-β 免疫组织化学表达的研究．首都医科大学学报，2010，31（2）：233-240.

［16］宋丽君，樊永平．补肾为主辨证论治对急性期多发性硬化患者血浆细胞因子的影响．中华中医药杂志，2010，25（5）：745-748.

［17］樊永平，宋丽君，叶明，等．二黄胶囊对实验性自身免疫性脑脊髓炎大鼠中枢神经系统细胞因子和淋巴细胞亚群免疫组化表达的影响．中国实验方剂学杂志，2010，16（5）：142-146.

［18］樊永平，宋丽君，叶明，等．左归丸和右归丸对自身免疫性脑脊髓炎大鼠中枢神经系统淋巴细胞亚群免疫组化表达的影响．中国中医药信息杂志，2010，17（6）：44-47.

［19］Wang Lei, Zhao Hui, Fan Yongping, et al. Research on the mechanism of Zuogui Pill and Yougui Pill in promoting axonal in model rats of autoimmune encephalomyelitis. Chin J Integr Med, 2010, 16（2）：167-172.

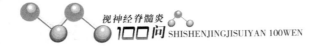

［20］樊永平．痿证理论源流梳理．北京中医药大学学报，2011，34（1）：12-17.

［21］Yongping Fan, Kelong Chen, Kangning Li, et al. Zuogui pills for myelinolysis in rat model of experimental autoimmune encephalomyelitis. Nerual Regeneration Research, 2011, 6（9）：666-670.

［22］李康宁，樊永平，陈克龙，等．二黄胶囊对急性实验性变态反应性脑脊髓炎模型大鼠的炎症反应和髓鞘修复的影响．首都医科大学学报，2011，32（1）：110-115.

［23］尤昱中，樊永平．多发性硬化肝肾阴虚与脾肾阳虚患者的质子共振波谱分析与弥散张量成像研究．北京中医药大学学报，2011，34（4）：277-281.

［24］樊永平，尤昱中，陈克龙，等．261例多发性硬化患者临床特点和中医证候分布．首都医科大学学报，2012，33（3）：333-337.

［25］杨涛，郑琦，樊永平．中医药促进神经干细胞增殖与分化的研究进展．中医药导报，2012，18（11）：86-89.

［26］樊永平，胡蕊，鲍显慧，等．63例视神经脊髓炎临床特点和中医证候分布．中国中西医结合杂志，2013，33（3）：320-323.

［27］Kelong Chen, Yongping Fan, Rui Hu, et al. Impact of depression, fatigue and disability on quality of life in Chinese patients with multiple sclerosis. Stress and Health, 2013（29）：108-112.

［28］Kangning Li, Yongping Fan, Tao Yang, et al. Mechanism of Erhuang Capsule for treatment of multiple sclerosis. Neural Regeneration Research, 2013, 8（6）：523-530.

［29］吴畏，樊永平．多发性硬化与视神经脊髓炎的临床特点和中医证候比较研究．北京中医药，2013，32（7）：506-509.

［30］樊永平．多发性硬化中医病因病机和治疗．环球中医药，2013，6
（9）：668-670.

［31］樊永平，张庆．多发性硬化症状的中医诠释、脏腑属性分析．首都医
科大学学报，2013，34（6）：885-890.

［32］Ling Fang, Qi Zheng, Tao Yang, et al. Bushen Yisui Capsule ameliorates
axonal injury in experimental autoimmune encephalomyelitis. Neural Re-
generation Research, 2013, 8 (35): 3306-3315,

［33］樊永平，吴畏．500 例多发性硬化患者中医证候研究．北京中医药大
学学报，2014，37（1）：68-72.

［34］樊永平，胡蕊，王苏，等．多发性硬化患者下丘脑-垂体-肾上腺轴
功能改变的临床研究．中国神经感染与免疫性疾病，2014，21（6）：
386-389.

［35］樊永平，胡蕊，王苏．肝肾阴虚型多发性硬化患者下丘脑-垂体-肾
上腺轴功能改变的研究．中华中医药杂志，2014，29（11）：
3412-3415.

［36］王苏，樊永平，张永超，等．不同中医证型视神经脊髓炎患者临床特
点比较．环球中医药，2014，7（11）：833-835.

［37］王苏，樊永平，张永超，等．中医辨证论治对视神经脊髓炎年复发率
影响的临床观察，中华中医药杂志，2014，29（12）：3814-3816.

［38］Tao Yang, Qi Zheng, Hui Zhao, et al. Experimental Autoimmune En-
cephalomyelitis: C57BL/6 Mice Show Gender-based Differences in Neuro-
nal and Immmune Injury. Austin Journal of Multiple Sclerosis & Neuroim-
munology, 2014, 1 (1): 7.

［39］王苏，樊永平，杨涛，等．肝肾阴虚视神经脊髓炎和多发性硬化患者
血清补体及免疫球蛋白水平比较．环球中医药杂志，2015，30（1）：

22-25.

［40］Li Zhou, Yongping Fan. Randomized trail of erhuangfang for relapsing multiple sclerosis. Neurological Research, 2015, 37（7）, 633-637.

［41］樊永平，王苏．中医辨证治疗对复发缓解型多发性硬化复发率的影响．中医杂志，2015，56（8）：683.

［42］Qi Zheng, Tao Yang, Ling Fang, et al, Yongping Fan and Lei Wan. Effects of Bu Shen Yi Sui Capsule on Th17/Treg cytokines in C57BL/6 mice with experimental autoimmune encephalomyelitis. BMC Complementary and Alternative Medicine, 2015, 3（12）：15, 60.

［43］Chun-Xiao Yuan, Takho Chu, Li Liu, et al. Catalpol induces oligodendrocyte precursor cell-mediated remyelination in vitro. Am J Transl Res, 2015, 7（11）：2474-2481.

［44］Tao Yang, Su Wang, Qi Zheng, et al. Increased plasma levels of epithelial neutrophil-activating peptide 78/CXCL5 during the remission of Neuromyelitis optica. BMC Neurol, 2016, 7（11）：16, 96.

［45］Yang Tao, Zheng Qi, Zhao Hui, et al. Effect of Bushen Yisui Capsule on oligodendrocyte lineage genes 1 and 2 in mice with experimental autoimmune encephalomyelitis. Chin J Integr Med, 2016, 22（12）：932-940.

［46］李康宁，樊永平，王文明，等．针刺对复发-缓解型多发性硬化患者疲劳的疗效评价及对血清白细胞介素 1β 和肿瘤坏死因子 α 的影响．环球中医药，2016，8（9）：1024-1026.

［47］王林，樊永平．温病理论对中医神经系统炎性脱髓鞘疾病治疗的启发．环球中医药杂志，2016，9（10）1204-1206.

［48］李康宁，樊永平，王文明．等．针刺对复发-缓解型多发性硬化患者疲劳的疗效评价及作用机制．中华中医药杂志，2016，31（11）：

4511-4514.

［49］Tao Yang, Su Wang, Xiao Yang, et al. Upregulation of Bcl-2 and its promoter signals in CD_4^+ T cells during neuromyelitis optica remission. Front Neurosci, 2017 (11): 11.

［50］Wang Su, Yang Tao, Wan Jianglong, et al. Elevated CXCL13 and BAFF levels in neuromyelitis optica during remission. Brain Behav, 2017, 7 (4): 1-7.

［51］Tao Yang, Qi Zheng, Su Wang, et al. Effect of Catalpol on Remyelination Through Experimental Autoimmune Encephalomyelitis Acting to Promote Olig1 and Olig2 Expressions in Mice. BMC Complementary and Alternative Medicine, 2017 (17): 240.

［52］仝延萍, 杨涛, 康越之, 等. 妊娠对视神经脊髓炎谱系疾病与多发性硬化病程的影响. 中国神经免疫性和神经病学杂志, 2018, 25 (1): 11-14.

［53］Yanping Tong, Tao Yang, Jingwen Wang, et al. elevated Plasma chemo-kines for eosinophils in neuromyelitis Optica spectrum Disorders during re-mission. frontiers in neurology, 2018 (9): 1-7.

［54］Qian Li, Tao Yang, An-Chen Guo, et al. Role of catalpol in ameliorating the pathogenesis of experimental autoimmune encephalomyelitis by increasing the level of noradrenaline in the locus coeruleus. MOLECULAR MEDICINE REPORTS, 2018 (17): 4163-4172.

［55］赵雪松, 樊永平. 从伏邪学说探讨多发性硬化的治疗思路, 北京中医药杂志, 2018, 37 (1): 66-69.

［56］杜宗攀, 杨涛, 康越之, 等. 梓醇配伍大黄酸对实验性自身免疫性脑脊髓炎小鼠脑内髓鞘碱性蛋白的影响. 中华中医药杂志, 2018, 33

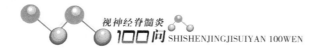
（3）：898–902.

［57］樊永平．视神经脊髓炎谱系病的中医辨识．环球中医药，2018，11（4）：571–573.

［58］Yanping Tong, Jie Liu , Tao Yang , et al. Inßuences of pregnancy on neuromyelitis optica spectrum disorders and multiple sclerosis. Multiple Sclerosis and Related Disorders，2018（25）：61–65.

［59］樊永平，陈克龙，尤昱中，等．补肾益髓胶囊治疗肝肾阴虚复发缓解型多发性硬化临床疗效观察．中华中医药杂志，2018，33（9）：4220–4223.

［60］樊永平，王少卿．论多发性硬化血瘀与活血化瘀治法．中华中医药杂志，2018，33（9）：3819–3821.

［61］赵雪松，樊永平，杨涛，等，补肾益髓法对复发缓解型多发性硬化患者认知功能的影响．中华中医药杂志，2018，33（11）：4903–4905.

［62］北京中医药学会脑病专业委员会（樊永平，王少卿执笔）．多发性硬化／视神经脊髓炎中医临床诊疗规范．首都医科大学学报，2018，39（6）：833–835.

［63］杨涛，康越之，仝延萍，等．补肾益髓胶囊对缓解期视神经脊髓炎谱系疾病滤泡辅助性 T 细胞的影响．环球中医药，2018，11（12）：1879–1882.

［64］王少卿，王苏，杨涛，等．51 例儿童脱髓鞘病临床特点及中医证候回顾性分析．中华中医药杂志，2019，34（1）：384–386.

［65］王静文，杨涛，仝延萍，等．补肾益髓胶囊对视神经脊髓炎患者外周血上皮嗜中性粒细胞活化肽 78 表达水平的影响．中华中医药杂志，2019，34（3）：1284–1286.

［66］李康宁，王蕾，于佳佳，等．基于网络药理学的补肾益髓胶囊治疗多

发性硬化机制研究. 中国中医药信息杂志, 2019, 26 (5): 98-104.

[67] 赵天佑, 王静文, 杨涛, 等. 血清 MOG 抗体阳性炎性脱髓鞘疾病患者临床特征分析. 中国神经免疫学和神经病学杂志, 2019, 26 (2): 94-98.

[68] 程翠翠, 杨涛, 康越之, 等. 补肾益髓胶囊补泻成分对 EAE 小鼠脑内 Olig1/Olig2 表达的作用研究. 世界中西医结合杂志, 2019, 14 (4): 500-504.

[69] 樊永平, 王苏, 杨涛. 补肾益髓胶囊对视神经脊髓炎谱系病患者缓解期 PB、Breg、mB 及 Th 细胞亚群的影响. 中华中医药杂志, 2019, 34 (6): 2794-2796.

[70] 康越之, 杨涛, 程翠翠, 等. 梓醇配伍大黄素对 EAE 小鼠脑内 NRG1 的影响. 中国中医基础医学杂志, 2019, 25 (5): 594-597, 623.

[71] 樊永平, 王苏, 杨涛. 补肾益髓胶囊对视神经脊髓炎患者缓解期 BAFF、CXCL13 及 IL-6 的影响. 世界中西医结合杂志, 2019, 14 (6): 741-744.

[72] 仝延萍, 杨涛, 王静文, 等. 302 例多发性硬化患者疼痛与二便功能异常的调查分析. 中华中医药杂志, 2019, 8 (34): 3711-3713.

[73] 仝延萍, 杨涛, 王静文, 等. 多发性硬化患者性功能障碍调查分析. 中国性科学杂志, 2019, 28 (8): 111-113.

[74] Wei Mingyan, Yang Tao, Li Qian, et al. Protective effects of catalpol and rhein in murine experimental autoimmune encephalomyelitis via regulation of T helper (Th) 1, Th2, Th17, and regulatory T cell responses. Journal of Traditional Chinese Medicine, 2019, 39 (6): 809-817.

[75] 康越之, 杨涛, 杜宗攀, 等. 梓醇配伍大黄素对实验性自身免疫性脑脊髓炎小鼠大脑内神经丝蛋白 200 和髓鞘碱性蛋白的影响. 中华中医

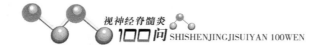
药杂志，2020，35（7）：3678-3681.

[76] 仝延萍，杨涛，王静文，等．基于聚类分析的缓解期视神经脊髓炎谱系疾病中医证候规律研究．中华中医药杂志，2020，35（6）：3098-3101.

[77] 李娜，杨涛，李珊，等．梓醇通过抗氧化应激对少突胶质细胞前体细胞突起的影响．中华中医药杂志，2020，35（6）：3184-3187.

[78] Zhao Xuesong, Yang Tao, Cheng Fang, et al. Abnormal cortical thickness in relapsing-remitting multiple sclerosis, the correlations with cognition impairment, and the effect of modified bushenyisui decoction on the cognitive function of multiple sclerosis. Journal of Traditional Chinese Medicine, 2021, 41（2）：316-325.

[79] 赵天佑，杨涛，仝延萍，等．肝肾阴虚型视神经脊髓炎谱系病患者下丘脑-垂体-肾上腺轴功能改变研究．中华中医药杂志，2020，35（10）：5226-5229.

[80] 王静文，杨涛，仝延萍，等．补肾化痰活血法对缓解期视神经脊髓炎谱系病患者外周血Th17、Th1细胞的影响．中华中医药杂志，2020，35（10）：5838-5841.

[81] Zheng Zha, Yan-Fang Gao, Jing Ji, et al. Bu Shen Yi Sui Capsule Alleviates Neuroinflammation and Demyelination by Promoting Microglia toward M2 Polarization, Which Correlates with Changes in miR-124 and miR-155 in Experimental Autoimmune Encephalomyelitis. Oxidative Medicine and Cellular Longevity, 2021 Mar 16；2021：5521503.

[82] Pei-Yuan Zhao, Yong-Qiang Wang, Xi-Hong Liu, et al. Bu Shen Yi Sui capsule promotes remyelination correlating with Sema3A/NRP-1, LIF/LIFR and Nkx6.2 in mice with experimental autoimmune encephalo-

myelitis. Journal of Ethnopharmacology，2018（217）：36-48.

［83］ Pei-Yuan Zhao，Jing Ji，Xi-Hong Liu，et al. Bu-Shen-Yi-Sui Capsule，an Herbal Medicine Formula，Promotes Remyelination by Modulating the Molecular Signals via Exosomes in Mice with Experimental Autoimmune Encephalomyelitis. Oxidative Medicine and Cellular Longevity Volume，2020. Article ID，7895293，19.

［84］ Yaqin Sun，Jing Ji，Zheng Zha，et al. Effect and Mechanism of Catalpol on Remyelination via Regulation of the NOTCH1 Signaling Pathway. Frontiers in pharmacology，2021，23（12）：628209.

［85］ 樊永平，王蕾. 中医药与炎性脱髓鞘. 北京：人民军医出版社，2015.

［86］ 樊永平，张星虎. 多发性硬化 100 问. 北京：中国中医药出版社，2009.